◎骨伤必读丛书◎

神经与运动损伤必读

沈钦荣 张居适 主编

中国中医药出版社

·北 京·

图书在版编目（CIP）数据

神经与运动损伤必读/沈钦荣，张居适主编．—北京：中国中医药出版社，2015.6
（骨伤必读丛书）
ISBN 978 - 7 - 5132 - 2078 - 1

Ⅰ.①神…　Ⅱ.①沈…　②张…　Ⅲ.①中医伤科学
Ⅳ.①R274

中国版本图书馆 CIP 数据核字（2014）第 238008 号

中 国 中 医 药 出 版 社 出 版
北京市朝阳区北三环东路 28 号易亨大厦 16 层
邮政编码　100013
传真　010 64405750
廊坊市晶艺印务有限公司印刷
各地新华书店经销
*
开本 880×1230　1/32　印张 5　字数 109 千字
2015 年 6 月第 1 版　2015 年 6 月第 1 次印刷
书　号　ISBN 978 - 7 - 5132 - 2078 - 1
*
定价　28.00 元
网址　www.cptcm.com

《骨伤必读丛书》编委会

前　　言

在近三十年日复一日的临床工作中，我们接待了数以万计的患者朋友。这其中，有难忘的喜悦，也有铭心的困惑和无奈。我们常常为替患者解除了病痛而喜悦，为不断发明的医学新理论、新技术、新设备而振奋；然而，面对一些无法解决的老问题及不断出现的新问题，面对患者的诸多病痛而束手无策时，也常常无奈和自责；在患者要求我们回答他得的"是什么病？该怎么治？为什么要这样治？"诸多问题时，也深感困惑和自己的不足。不仅仅对一些疑难病难以回答，即使是一些常见病、多发病，一些已经被我们治好了的病，要回答清楚，要让患者满意也很难。但这是我们医生必须努力去做到的事，我们有这个义务。

在困惑和无奈之外，我们也有意外发现：有些患者功能恢复得非常满意，比我们预计的要快要好。在探求其原因时发现，其奥秘只不过是按照医生嘱咐的注意事项认真去做罢了，就那么简单。这给我们很大启示，在骨伤疾病的诊疗过程中，只有充分发挥患者自身的主动性，才能获得最佳的效果。

有时，我们花了很大精力，把手术做得很完美，骨折复位天衣无缝，但由于术后功能锻炼的注意事项交待不够，或患者配合不够，常常出现功能恢复糟糕的后果。临床上，我们遇到的不少疾病，都与职业、生活习惯有密切关联，即使这次治愈了，但若不改正不良习惯，很容易复发，因为致病的病因依然存在。医生的责任，不但是要把这次的病治好，还要让它少复发，最好不再发，最起码得延长复发间隙的时间。疾病的诊断是医生的事，骨折、脱位的整复是医生的事，但功能恢复如何，很重要的因素取决于患者配合的主动性，主动者效果佳，被动者效果不佳。医生必须把如何配合的方法及其中的利弊，原原本本地告诉患者，并督促患者积极有效地执行。教给患者早日恢复功能、预防复发的方法，与治疗同样重要，甚至更重要。

为此，我们利用诊余时间，编写了这套《骨伤必读丛书》，包括《骨折必读》《颈腰椎病必读》《神经与运动损伤必读》3 册，目的是让更多人了解有关骨骼、骨关节、软组织的生理功能、病理变化的基本知识，一些常见病的治疗方法，以及患者需要配合的事项，努力回答"是什么病？该怎么治？为什么要这样治？"健康者可以借此预防相关疾病，患病者可以借此更好地配合治疗，从而获得理想的功能恢复。授人以鱼，不如授人以渔，这是我们编写本书的目的所在。

沈钦荣　张居适
2015 年 5 月

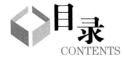

CONTENTS

通过手来了解运动系统

神经与韧带损伤

运动损伤与慢性炎症

神经与运动损伤必读

4

目
录

通过手来了解运动系统

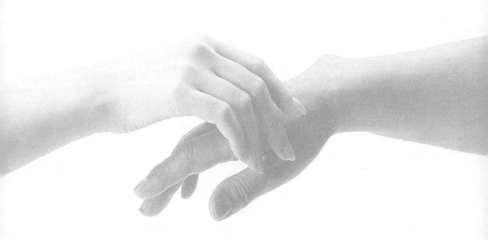

◎ 手掌、手背皮肤的功能

手上的皮肤对我们来说是不可缺少的重要组织。

手上的皮肤具体有什么作用呢？因为皮肤结构的差异，手掌和手背的皮肤用途不尽相同，首先拿手掌来说吧，手掌的皮肤具有如下的特点和功能。

1. 角化层较厚，保护手部

角化层即我们通常所说的"手茧"。它由角质细胞构成，而角质细胞是一种蛋白含量很高、细胞膜很厚的细胞，角化层的角质细胞间隙又含有很多脂类。因此，它对多种物理、化学性刺激都具有很强的耐受力，能阻止异物和病原体的入侵，能耐受机械性的摩擦，对人体有保护作用。

2. 皮肤弹性差，不易移动，适于抓物

手掌的皮肤深面，有很多垂直的纤维束，将皮肤和内部组织相连，使得皮肤缺乏弹性，不易移动，但有利于我们抓、握和持物。

3. 皮肤神经末梢丰富，感觉能力强

手掌的皮肤含有丰富的感觉神经末梢，尤其在指端更加密集，能敏锐地感觉外界的刺激，因此有"手是人的第二双眼睛"的说法。

其次再说说手背皮肤的特点。手背的皮肤最重要的特点是薄、柔软、富有弹性和伸缩性。这是因为手背皮肤的角质层较薄，皮下脂肪少，皮肤和筋膜之间仅有一层疏松的蜂窝状组织，有较大的移动性。并且手背皮肤的真皮内含有大量的弹性纤维，这些弹性纤维使得手背皮肤弹性较大，在伸指时可以捏住提起手背皮肤，但握拳时皮肤又能拉紧，掌指关节背面的皮肤因张力增加而局部变白。这样，手背皮肤能起到良好的配合手掌皮肤抓物动作的功能，不会因为手掌抓物而引起手背的绷紧感。又因为手背皮肤和皮下组织间隙较大，手部的静脉及淋巴管都经手背回流。所以，当手部受伤时，手背是最容易肿胀的部位。

◎人的第二双眼睛——手指感觉的特点

灵巧的手，除了担任人类的运动器官外，还是人类非常重要的感觉器官。这是因为人的手上，具有非常丰富的感觉神经，这种神经在手指分布尤为密集，因此人可以通过手的触觉做许多事。比如扣纽扣、剥水果、系鞋带等等，而不用同时用眼睛去看着。科学家利用手上灵敏的触觉，发明了可以用摸来代替看的文字——盲文，极大地方便了盲人的阅读。因此，手也被称为"人的第二双眼睛"。

人的手指具有如此强的感觉能力，与手指上感觉神经的结构密不可分。感觉神经在手指上密集成网状，而且神经细胞外没有髓鞘——即保护感觉神经细胞的外壳细胞。这类外壳细胞具有高绝缘性，因此手指尤其是指腹的部位，对外界刺激异常敏感，人们常说"十指连心痛"，便是因为手指对痛觉非常灵敏。事实上不止是痛觉，手指的温度觉、触觉都十分敏感，尤其是指腹，还具有身上最小的两点分辨觉：2.5mm。这对于我们通过手，来了解一个物体的形状、质地，具有重要意义。

指腹的感觉能力比指背强，这是因为指腹上神经网的分布比指背更为密集。这样的结构，更能配合人的握持动作。因为当人拿起一样物体时，指腹的触觉能告诉自己，东西是否已拿稳。因此，当手指受伤、皮肤缺损时，医生一般都用指腹侧的皮肤去缝合创口，这样手指伤愈后，触觉功能将不致大损。

手部的感觉神经不但分布密集，而且几乎每个部位都接受两条或两条以上的神经支配。这个特点，不但进一步加强了手指感觉的灵敏度，而且当手指受伤累及神经时，皮肤感觉丧失的区域，会远小于神经实际分布的区域。同样的道理，医生遇到断指再植的患者时，即使手术时只缝合受伤手指一侧的神经，当手指伤势痊愈后，手指另一侧也会恢复一些触觉。

◎ 小小指甲作用大

指甲位于指端，呈弧形，其两侧弧度较锐，分为甲根、甲印、甲板和游离缘。指甲和我们的皮肤、头发一样，是由同一种蛋白质——角蛋白构成的，它是皮肤的延续，指甲与甲床紧密相贴，能保护指尖、掌侧肌肤，并支持脂肪组织，辅助完成握持和拿捏物体的动作，并且加强指腹在抓、捏、压等动作时的力量，所以临床不能轻易拔除指甲。

同时，中医学认为，"肝藏血，在体合筋，其华在爪"，爪甲能通过经络气血与躯干五脏六腑保持密切联系。人体的生理病理气血信息，均可以通过经络系统投射于指甲而使其有所变化，因此指甲可以反映人体的健康情况。

1. 观甲辨病

正常指甲红润、坚韧，含水量约18%。如果指甲的颜色和形态发生明显改变，那么请注意，它是对身体健康状况发出的警告信号。例如：指甲的颜色变青，可能是由于机体缺氧，末梢循环中氧气含量下降所致，常见于先心病、大叶性肺炎、肺气肿等；指甲的颜色变红，则可能是内热炽盛，急性感染的患者常有这种表现；指甲的颜色变黄，则常见于各种内分泌疾病，如银屑病、肾病综合征、甲状腺功能减退、慢性肾上腺皮质功能不全等。又例如正常的指甲形态应呈弧形，平滑有光泽，如指甲变得扁平而反凹，脆而无光，多提示缺铁性贫血等病；如果指甲向下弯曲为鹦鹉嘴状，指端如鼓槌，即我们平常说的杵状指，是机体缺氧的表现，多见于心肺疾病，如先天性心脏病、风湿性心脏病、慢性心力衰竭、肺脓肿、肺气肿等心肺疾患，也可见于慢性溃疡性结肠炎等病；若指甲的甲面出现横纹线，多见于肾病或为心肌梗死发病的先兆征象；如若出现了纵纹线，则表示缺乏维生素A，还可能是肝病的先兆。

2. 甲印的作用

甲印即指甲根部的乳白色半月切迹，就是我们通常所说的"小月亮"，它是指甲新生的部分，观察甲印能辨别患者的体质虚实及胃肠道功能。正常的生理甲印边缘整齐，清晰红润，中部凸出，显得饱满，表示机体气血充盈，阴阳调和。若甲印呈蓝色，则提示可能有末梢循环不良；甲印明显发红，提示可能心力衰竭；而甲印如果出现晦暗，则表示胃肠道消化吸收功能差，机体营养不良。

因此，指甲不但对我们的手指和脚趾起到了"盾牌"的作用，在医学上指甲的作用更是不容小觑。

◎ 手的姿势

春晚的舞台上，著名舞蹈家杨丽萍曾用优美的手姿，为我们演绎出美丽孔雀的神态，惊艳全场。也许你不会相信，其实，艺术家的手，能带给人们这样千变万化的美感，也只是我们手部的四种基本姿势而已，手部所有的动作变化，无不建立在这四种基本姿势之上。

1. 手的休息位姿势

手的休息位姿势，是指手在自然状态下出现的姿势。这种姿势常在人睡眠和放松时出现，通常手在这种状态下呈半握拳状。因为这种状态是手部肌肉力量相互平衡的结果，所以常被医师作为手部受伤后诊断、治疗的参考。比如，若患者的手掌部屈肌腱受损，手指在休息位时，将由半屈曲状变成伸直状；若患者手背部伸肌腱受损，患手在休息位时，手指的屈曲度将明显增大。这样，医师只要观察患手在休息位时的姿势改变，就可以初步判断患手的伤势。另外，当手部受伤时，医师在处理伤势后，也常会将患手固定在休息位姿势。因为手处于这个姿势时，手部的韧带最为放松，即使较长时间固定，也不至于引起韧带紧张、关节僵硬，有利于手部功能的早期恢复。

2. 手的功能位姿势

手的功能位姿势，是手部能发挥最大功能的位置，通常为握茶杯时手的姿势。多在工作中和紧张时出现，此时手部能根据不同情况，随时做出握拳、持物、伸掌等不同动作。临床上，医师如果遇见某些手外伤严重的患者，预测其伤势恢复后，手部关节功能将大损甚至无法活动时，多将患手固定于该位置，尽可能使伤手保持最大功能。

3. 手的捏物姿势

手的捏物姿势，主要是指人类的拇指和其他手指配合，捏持物体的姿势。这个姿势对人类来说尤为重要，因为人在吃饭、写字等基本动作时，都需要用到这个姿势。如果人无法做出捏物姿势，将严重影响生活质量，这也是拇指的最大功能位置。所以，医师遇见拇指受伤，甚至离断的患者时，只要拇指长度还保留在 1/4 以上，应尽力保留拇指。

4. 手的紧握姿势

手的紧握姿势，即紧握拳的姿势，是手部动作中最有力的姿势。临床上，对于某些脑部疾患或手外伤的患者，医师常观察患者主动握拳的动作。因为脑部或神经疾患，引起肌肉萎缩的患者，以及手部屈肌腱受伤的患者，常出现握拳力量明显减弱，或握拳时手指不能完全屈曲的情况，医师据此可对病情进行判断。

◎你的拳能握多紧

手的握力能反映人前臂和手部肌肉的力量，是全身肌力的一个方面。手的握力大，对人的全身活动也能起到重要作用。例如，人在抬、拿、拉、扯、拧、搬等活动时，如果握力较强，完成这些活动就会比较顺利。因此专家认为，握力是反映人生存和活动能力的重要侧面。那么，人的握力主要受哪些因素影响呢？

1. 腕关节的位置

这是因为当人的腕关节处于弯曲的位置时，屈手指的肌腱处于完全放松的位置，无法完全紧张起来，提供足够的握力。警察在制服持刀歹徒时，有一招就是尽量弯曲歹徒持刀的手腕，再夺下对方手里的武器，用的就是这个原理。

2. 手指屈肌腱的健全程度

手的握力，说到底是靠手指的屈肌腱提供的，如果一个人的手指屈肌腱完好，力量健全，就能提供较大的握力。反之，如果一个人的手指屈肌腱因为外伤、疾病引起屈肌腱断裂、损伤等问题，那自然"手无缚鸡之力"。

3. 神经的参与

神经在参与握拳完成过程中功不可没，甚至可以说，它决定了握力的大小。因为想用多大的握力，全靠神经对肌肉传达命令，尤其是手臂上的正中神经，直接掌管着手指屈肌腱的运动。如果神经出现问题，会直接影响肌力的大小。在临床上，各种肌力减弱的疾病中，由神经损伤引起的肌力减弱也是较难治疗的一种，因为神经的损伤往往较其他组织更难恢复。

除了以上因素外，人对左右手惯用性的不同，以及对手部肌肉的锻炼程度等，都会影响握力的大小。比如左撇子，左手的力量一般比右手大；拳击手的握力自然较普通人强。所以人的握力大小，是诸多因素同时影响而决定的。

◎ 一屈一伸，密不可分

《礼记·杂记》有云："一张一弛，文武之道。"意思是工作也好，生活也罢，都要注重劳逸结合，松紧适宜。其实，你知道么，相同的道理也可以用在手外科的相关知识上。

我们的手上有两部分重要的肌腱群，也就是俗称的"筋"。它们一部分叫伸肌腱群，在手的背侧，主管伸展手指，当我们将手掌张开时可以在手背侧明显看到它们；而另一部分叫屈肌腱群，在手的掌侧，主管弯曲手指。虽然这两部分肌群作用截然相反，但在日常生活里，我们无论用手做出什么样的动作，都需要这两部分肌群的完美配合。比如，一个简单的伸指动作，固然需要伸肌腱的完好才能将手指伸展开，但如果这个手指的屈肌腱因疾病或外伤等原因，和周围组织发生粘连，该手指在伸展时就会出现"卡牢了"的感觉而伸不直。同理，在伸肌腱损伤的患者中，发现自己除了手指伸不直外，连弯曲都有困难的患者也不在少数。

另外，在手指的屈伸中还有一个有趣的现象，即除了拇指可以单独屈伸外，当一个手指完全伸直时，别的手指就无法完全屈曲。这是因为人的伸肌腱群内存在着一种叫腱膜的组织，它像绳子一样，将各指的伸肌腱"拦腰捆住"。当一根手指做出伸直动作时，该手指上紧张的腱膜，会牵拉邻近手指的伸肌腱，使它们也有被动伸直手指的趋向，这就部分抵抗了其屈肌腱的弯曲动作。同样的道理，当一个手指完全屈曲时，别的手指也无法完全伸直，因为手部的屈肌腱群内也存在着这种腱膜组织。

腱膜的这种牵拉作用，有利于手部各肌群的协同，能最大限度地增加人手部的握力和伸展力。

◎手上的"钥匙"——掌指关节

如果有人问手上最重要的手指是哪一个？相信很多人都能答出来：拇指嘛！如果没有拇指，一只手的功能起码要丢失一半，所以才叫"大拇哥"啊！可是如果问手上最重要的关节是哪个，大概很多人都不知道。

手上的关节共有 3 种，分别是腕掌关节、掌指关节和指间关节。腕掌关节在手腕处，它连着手腕和手部，最重要的功能是辅助大拇指的活动。位于各个手指上的指间关节，则主管着手指的屈伸功能。虽然它们都很重要，但最重要的是掌指关节。

如果以手指尖为最前方，三种关节的位置关系为指间关节在前，掌指关节在中，腕掌关节在后。掌指关节承前启后的位置决定了它在手的活动中的枢纽作用。因为手的任何动作都要建立在手指和手掌的位置协调上，而决定手指和手掌位置的就是掌指关节。另外，掌指关节不像指间关节只能做屈曲动作，较为松弛的关节囊和特有的韧带使它还能做左右晃动的侧方运动，该侧方运动的存在是我们能够并拢手指捏东西，以及伸展手指抓球类物体的基础。

正因为掌指关节在手部具有这样中流砥柱的作用，它才有手部"钥匙关节"之称，手部动作的屈伸展收无不是在掌指关节这个开关枢纽的基础上，再加上其他关节的配合完成的。因此在临床上，医生遇见手外伤需要固定手部的患者，一般不会固定掌指关节，因它的活动能力在很大程度上决定了这只手的活动能力。

◎影响手部功能的三大因素

除了能进行逻辑思考的大脑外，手这一运动器官无疑是上天给予人类的最伟大的礼物。人手部的结构精巧细腻，功能千变万化，在数千年的人类进化史中，我们灵巧的双手配合大脑的创作，制作出了各种工具，人类才一点一滴地建立起社会制度，并将自身塑造成万物之灵。只是手部功能固然巧妙灵动，若想正常发挥，还得看它的结构和特点是否完整。

首先，说说它的支架结构——骨骼。从手指到手掌，一只手上一共有 27 块骨骼，这些骨骼构成手部的各个关节，只有这些关节的结构完整，才能让手做出各种动作。另外，手部骨骼还有支撑手部肌肉等软组织的作用。这使得手能保持一定的丰满形态，手部肌肉也只有附着在骨骼上，才能进行正常的活动。因此，骨骼健全是手部灵巧、美观的最基本条件。

其次，我们来看一下手部的动力结构——肌肉。手部的肌肉分两种，医学上称为手内在肌和手外在肌。内在肌较短，它完整地附着在手部骨骼上，而外在肌较长，同一块肌肉除了附着在手部骨骼上以外，还有一部分附着在手腕和手臂上。无论是哪种肌肉，都是手部活动的力量来源，丰厚的肌肉如马达一般，提供强大的力量来推进手部活动。因此，如果发生神经断裂，或肌肉损伤等毛病，使得肌肉无法正常收缩时，手部的动力就会减弱甚至消失，进而影响手的正常活动。

其三，是手部的轴承装置——肌腱。肌腱与肌肉在医学上虽然同出一源，但形态作用却各有不同。红色丰隆者谓之肌肉，是为手部活动提供动力的"马达"；白色纤细者谓之肌腱，是将手部活动和肌肉收缩联系起来的"轴承"。肌腱将主司活动的关节和提供动力的肌肉相连接，并在其他软组织的配合下，精确地传导动力至各个关节，使其正常活动。如果肌腱因外伤或疾病等原因，发生断裂或损伤，即使肌肉收缩正常，也无法将动力传至关节。

综上所述，骨骼、肌肉、肌腱是手部充分发挥功能的三大基本条件，三者相互协调，才能使手部产生灵巧自如的活动，缺一不可。在临床上，当手部功能受到损伤时，医生也往往会从这三个方面，寻找原因并制订治疗方案。

◎ 手外科的特殊性

手是人类区别于动物的一个重要器官，手的精细操作能力是人类进化的重要标志。人可以通过各种操作满足生存需要，认识各种事物，学习各种知识，创造和使用各种工具，从而改造和创造世界。人之所以能塑造这个美丽的世界，除了拥有聪慧的大脑外，灵巧的双手也是必不可少。手不仅是运动器官、感觉器官，更是认识和学习的器官。

正因为手的功能如此重要，注定手外科具有自己的特殊性。

首先，来手外科就诊的患者，通常是自己不慎受伤，对这样的患者来说，他们的伤口总和干净搭不上边。工人受伤了，手上的伤口被机油等污物弄得乌黑一片是常有的事；就算是家庭主妇，不小心被菜刀切了一下，看上去很干净平整的伤口，也早已被菜刀上寄宿的大量细菌"占领高地"了。如果在手术时不能彻底清洁伤口，将创口的污染减到最小，就很容易引起术后的创口发炎。这就要求手外科医生，具有极强的无菌观念和清创能力。有学者甚至提出：在做手外伤手术时，清创的时间应等同于手术时间。

其次，因为手是人体生活、工作的重要工具，手外伤的患者对患手功能的恢复程度，常常抱有很大期待。患手功能最后到底能恢复多少，除与受伤程度、患者是否配合有关外，很大程度上取决于医生手术的技巧及责任感。医生多用一分心，下手就多一分把握，术后患者的恢复就多一分希望。

其三，康复锻炼是手外科治疗中重要的一环。对于患者来说，手部功能的恢复，很大一部分取决于他们的锻炼程度及方法。有些患者很苦恼，因为虽然医生对他们说手术成功了，伤口也愈合了，但他们的手仍然不能像以前那么灵活。这是因为他们术后没有及时进行康复锻炼，使得肌腱粘连、韧带挛缩等并发症发生，如此下去的结果，便是手部功能的严重丧失。所以，患者一定要按医嘱勤于锻炼。

当不幸降临时，医生、患者一定要同心合力，才能还自己一双灵巧的手。

◎ 手部肌腱术后的康复方法

手部肌腱损伤的患者常常会苦恼地发现，术后的手指在伤口愈合后没有以前那么灵活了，这是肌腱与周围组织粘连惹的祸。为了减轻这种粘连现象，医务人员动足了脑子，医生们尽量把手术做得仔细再仔细，尽量把对组织的损伤减到最小；有关专家则发明了防止粘连的特殊手术器械和药物。但是，这只是防治粘连的部分措施，其功能恢复的程度，与患者本人能否在术后进行正确的功能锻炼有极大关系。

那么，如何进行有效的康复锻炼呢？关键是要按照手外伤康复的分期顺序进行锻炼。

1. 术后早期（手术当日到术后 2～3 周）

此时为固定期，为了保护受损肌腱不致再受损，患肢常需用石膏托外固定保护，此时的锻炼目的是减少石膏托的固定范围，以尽早开始未受损部位的运动，但要注意，必须严格防止会引起修复肌腱紧张的主动或被动运动，以防肌腱再次断裂。举例来说，若患者的手掌侧肌腱受损，因该肌腱在自发用力握拳屈指时会紧张，应注意避免这种情况，锻炼时可将橡皮筋两端固定于患腕和手指，做主动的伸手指运动，继以橡皮筋做动力的被动屈手指运动，这样就不会引起屈肌腱的紧张。

2. 术后中期（术后 4~6 周）

此时肌腱已经初步愈合，外固定一般已经去除，锻炼重点是恢复受影响关节的活动度。要用温和的力量主动活动修复的肌腱，扩大它的活动度，但还不能用大力强行牵引！特别要注意的是，必须避免腕关节和各手指关节做同一方向的运动。例如，同时做屈腕关节和握拳动作，会加大刚刚修复好的肌腱的负担，肌腱容易再次裂开。

3. 术后后期（手术 7 周以后）

此时，受伤肌腱修复已经比较牢固，应该积极进行肌腱活动度的锻炼。例如，同时做屈曲腕关节和握拳的动作，或往手背方向扳手腕、手指，以牵拉修复好的肌腱向远处滑移，肌腱能滑移的距离越远，手指的活动度恢复就越大。这种练习也可以和理疗结合进行，如各种热疗、超声、音频等疗法，都能在一定程度上软化瘢痕组织，增强组织的柔韧度，使肌腱活动度增大，特别是在进行热疗之后，在组织温度升高的同时，进行肌腱或关节活动度练习，有事半功倍之效。

◎ "大拇哥" 的由来

尽管随着科学知识的普及，已经有越来越多的人知道大拇指是手上最重要的一个手指，称为"大拇哥"。但是论长度，大拇指在五指中并不是最长的，比其他手指少一截；论位置，其余四指整整齐齐地排列在一起，只有大拇指突兀的另待一地。它为何那么重要呢？

原来大拇指的重要性，并不是由它本身决定的，而是由它的基底部关节——拇指腕掌关节决定的。大拇指的腕掌关节由被称为大多角骨的腕骨和第 1 掌骨构成。大多角骨，顾名思义，它具有多个棱角，也就是具有多个关节面，这样就为由它和第 1 掌骨构成的拇指腕掌关节，可以在多个方向上活动提供了基础。另外，该关节周围的关节囊和韧带都较松弛，也大大增加了大拇指在各个方向上的活动度。正是因为有着这样的结构基础，我们才能用拇指配合各个手指，做出各种抓、持、握等动作，拇指占了所有手指 50% 的功能。

另外，与其他四指的腕掌关节相比，大拇指腕掌关节的各个方向上都具有肌肉支持，比如它的背侧有能伸直拇指的伸肌腱，关节的手掌侧则有鱼际肌（手掌上大拇指根部最宽厚丰满的那块肌肉，能帮助拇指做握持和其他手指相捏等复杂动作），这些肌肉群一方面能增强拇指的力量，另一方面也加强了关节囊的牢固性，使得大拇指的腕掌关节能最大幅度地做各种动作而不受损伤，因此大拇指在五指中不但最有力，也最

通过手来了解运动系统

17

灵活。

◎各手指功能的百分比

若问五指之中，大家最喜欢的是哪个手指，答案肯定是五花八门。

喜欢大拇指的人会说：大拇指力健，象征权力和地位，君不见历朝皇帝的扳指都戴在大拇指上？中意食指的人会认为：食指灵动，"指点江山，激扬文字"，用的就是食指。中指的粉丝则觉得：中指修长，美学价值最大，余指仅能望其项背。当然纤细的小指也有不少拥护者，就连古拙的无名指，也有人赞美，因为它是爱和心意的象征，不然婚戒这么重要的东西怎么会垂青它呢。

然而，以上说的都是五指的象征意义。就医学上而言，五指的重要性又如何呢？

首先，大拇指是最重要的。外科医生都知道，一个人的手上如果没有大拇指，这只手的功能可以说报废了50%，因为在人手可以做出的动作中，以握、持等动作最为重要，我们平时写字、吃饭等离不开这些动作，这也是人手和动物前爪的根本不同，而这些动作都需要大拇指的配合。所以，当大拇指缺失时，手的功能就会受到严重障碍。由于人只有一个大拇指，所以当它因受伤而缺损时，必须想办法修复，并且最起码要修复一半的长度才能够重建患手的握、持功能。

剩下的手指合起来，只能占手功能的50%。因为它们无论哪个缺失了，都可以用别的手指代替，去和拇指完成捏、持等动作，而只要手还能做这些动作，就能保证75%的功能，不至于大损。

　　一般来说，我们认为食指、中指占手功能的40%以上，无名指、小指则占10%，因为较无名指、小指而言，食指、中指较为灵活，力量也较强，不但单独活动时更灵敏，而且与大拇指距离更近，和拇指配合动作时更为迅速和有力。

神经与韧带损伤

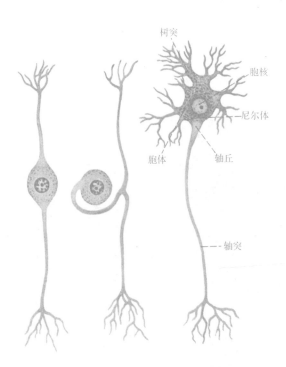

树突

胞核

尼尔体

轴丘

胞体

轴突

◎十二对脑神经之一的副神经损伤

副神经是十二对脑神经之一，由延髓与颈1～5神经根发出的纤维构成，主要支配胸锁乳突肌和斜方肌。副神经损伤主要见于颈部手术误伤，其中以颈后三角区淋巴结活检或摘除术误伤最为多见，部分发生于颈部肿瘤切除手术及颈动脉手术中的误伤。其他原因还有颅底骨折、颅底枪弹伤等。

主要症状是一侧副神经脊髓支的单独损伤或其脊髓核损害时，同侧胸锁乳突肌及斜方肌瘫痪，并有萎缩。因对侧胸锁乳突肌占优势，故平静时下颌转向患侧，而在用力时向对侧转头无力，患侧肩下垂，不能耸肩，肩胛骨位置偏斜，以及患侧副神经所支配的肌肉萎缩。因肩胛骨移位，使臂丛神经受到慢性牵拉，使患侧上肢上举和外展受限制。晚期，由于瘢痕刺激，可发生痉挛性挛缩畸形。双侧损害时，患者头颈后仰及前屈无力。颅底骨折或枪弹伤引起的副神经损伤，颈静脉孔区病变、枕骨大孔区病变、脑桥小脑角巨大病变及颅底广泛性病变引起的副神经损害，及延髓核性瘫痪，常与后组脑神经及其他脑神经损害同时出现。

副神经损伤后应立即手术或者早期手术。

23

◎牵拉伤是臂丛神经损伤的最常见原因

臂丛神经损伤主要分为上臂丛、下臂丛和全臂丛神经损伤。造成臂丛神经损伤的常见原因有枪弹伤、刺伤等引起的开放性创伤；跌倒、车祸及运动时臂丛的牵拉以及放射线造成的闭合性创伤。其中牵拉伤最常见。当暴力使得头部与肩部向相反的方向分离时，常造成上臂丛损伤，如重物压伤颈肩。当肢体向上被牵拉，常造成下臂丛损伤。水平方向牵拉则可引起全臂丛损伤。

上臂丛损伤的主要表现为腋神经支配的三角肌麻痹致肩外展障碍，以及肌皮神经支配的肱二头肌麻痹所致的屈肘功能障碍。同时，三角肌表面、前臂外侧和手的外侧面皮肤感觉丧失。下臂丛损伤时可见手指不能伸屈，手内侧感觉麻痹，上臂、前臂及手内侧感觉缺失，甚至会出现腕部及手部部分肌肉完全瘫痪。全臂损伤时可表现为整个上肢肌肉麻痹，以及全部关节无法主动活动。

臂丛神经损伤的治疗：开放性损伤、手术伤及药物损伤，应早期探查。闭合性牵拉伤，应确定损伤部位、范围和程度，定期观察恢复情况。3个月仍无明显功能恢复者，应行手术探查，根据情况行神经松解、缝合或移植术。

◎产瘫易致肩胛上神经损伤

肩胛上神经由颈5、6神经纤维构成，从臂丛神经上干分出。肩胛上神经单独损伤极其罕见，只在臂丛神经上干损伤或产瘫的情况下，作为臂丛神经损伤的一部分。

肩胛上神经主要支配冈上肌和冈下肌。前者的主要功能是固定肱骨头在肩盂使肩关节上举，后者是上臂外旋的主要肌肉之一。损伤时可见肩关节不能上举，冈上肌、冈下肌萎缩，上臂外旋功能减弱。

若肩胛上神经损伤断裂，应立即予以缝接。

◎肩关节骨折、脱位不能忽视腋神经损伤

腋神经由颈5、6神经前支的纤维组成，与肱骨外髁颈相邻，肩关节骨折、脱位，尤其是肱骨上端骨折可造成腋神经损伤。除此以外，机器伤、刀伤、枪弹伤、腋杖压迫也是造成腋神经损伤的常见原因。

腋神经主要支配三角肌和小圆肌，损伤后可见三角肌麻痹、萎缩、方肩畸形，肩关节下垂半脱位，臂不能外展，三角肌表面皮肤出现感觉障碍。

对于牵拉伤、撞击伤，或者骨折、脱位造成的挫伤、挤压伤，一般可采用非手术治疗，观察3个月，如没有恢复，应行

手术探查。对于开放性断裂伤，应马上进行神经修复。

◎刺伤导致的肌皮神经损伤

肌皮神经由颈 1～5 的神经纤维构成，部位隐蔽，一般不易受伤。单独肌皮神经损伤比较少见。在臂丛神经损伤中，肌皮神经经常受累。常见的损伤原因有刺伤、枪击伤或手术误伤、牵拉伤，以及肱骨外髁颈骨折等。

肌皮神经主要支配肱二头肌和肱肌，损伤时可见肱二头肌麻痹，肘关节不能屈曲；前臂外侧皮肤痛觉消失或减弱。

治疗原则：闭合性损伤，常同时合并其他臂丛分支的损伤，可采用非手术治疗，观察 2～3 个月无效者，应行探查术；开放性损伤应争取早期探查修复。

◎正中神经损伤的典型畸形——猿形手

正中神经由颈 5～8 与胸 1 神经根的纤维构成。从臂丛神经外侧索分出的外侧根和从内侧索分出的内侧根，二者共同组成了正中神经。正中神经支配前臂屈侧的大部分肌肉、手内桡侧半的大部分肌肉，以及手掌桡侧的皮肤感觉。正中神经损伤比较常见。少数患者与尺神经同时受伤。常见于切割伤、碾轧伤、枪弹伤，尤以正中神经的分支手部指神经伤为多见。肱骨下端骨折和前臂骨折，均可合并正中神经伤。缺血性挛缩亦常合并正中神经损伤。

正中神经损伤的部位多在腕部或前臂，在上臂或者腋部者较少见。伤在腕部或者前臂者，主要表现为拇指不能外展、对掌和对指，手掌的桡侧半感觉障碍，但其感觉缺失仅限于食指、中指远半掌面与背面的皮肤。晚期，大鱼际肌肉萎缩，同时形成猿形手畸形。伤在肘部或以上部位时，除以上症状外，还会出现指浅屈肌和桡侧半深屈肌麻痹。因此，拇指与食指不能主动屈曲，中指因与无名指深屈肌腱之间有腱束相连，还有一定程度的屈曲功能。腕部屈曲时向尺侧偏斜，前臂不能进行旋前运动。晚期，前臂屈肌群明显萎缩。

正中神经损伤轻微、肌肉与感觉障碍以减退为主、无主要运动功能障碍者，或者神经损伤在 3 个月以内、功能渐有恢复征象者，采用保守治疗。对于闭合性神经损伤、保守治疗 3 个月后仍无恢复，或者开放性神经损伤者，应尽早进行手术治疗。

◎尺神经损伤的典型畸形——爪状手

尺神经由颈 8 和胸 1 的神经纤维构成，从臂丛内侧索分出。尺神经支配前臂屈肌的小部分肌肉、手内全部骨间肌，以及手掌尺侧半的肌肉和皮肤感觉。多数为腕部、前臂或上臂的切割伤，少数为枪弹伤或肘部骨折造成。

损伤的主要症状为：小指不能爬桌面，小鱼际及掌骨间有明显凹陷，无名指、小指有爪状畸形，即无名指及小指掌指关节过伸、指间关节屈曲，不能在屈曲掌指关节的同时伸直指间关节，各手指不能内收外展，拇指和食指不能对掌成完好的"O"形，小指与拇指对捏障碍。因手内肌瘫痪，手的握力减少约50%，并失去手的灵活性。手的尺侧、小指全部、无名指尺侧感觉均消失。晚期，骨间肌和小鱼际肌群明显萎缩。

对尺神经损伤轻微、肌肉与感觉障碍以减退为主、无主要运动功能障碍，或者神经损伤在3个月以内、功能渐有恢复征象者，采用一般治疗即可。对于闭合性神经损伤、保守治疗3个月后仍无恢复者，或者开放性神经损伤者，应该尽早进行手术治疗。

◎桡神经损伤的典型畸形——腕下垂

桡神经由颈5~8与胸1神经根的纤维构成，系臂丛神经后束的继续，支配上臂和前臂的伸肌群。桡神经损伤常见于有移位的肘部骨折，尤其是肱骨下部骨折多见，上臂受牵拉或腋窝压迫也可使其受伤，少数为枪弹伤、切割伤、手术误伤等。

主要症状为：上臂桡神经损伤时，各伸肌群广泛瘫痪，肱三头肌、肱桡肌、桡侧腕长短伸肌、旋后肌、伸指总肌、尺侧腕伸肌及食指、小指固有伸肌均瘫痪，出现腕下垂，拇指及各手指下垂，不能伸掌指关节，前臂有旋前畸形，不能旋后，拇指内收畸形。拇指失去外展作用，不能稳定掌指关节，拇指功能严重障碍。因尺侧腕伸肌与桡侧伸腕长短肌瘫痪，腕部向两侧活动困难。前臂背侧肌肉萎缩明显。在前臂背侧，桡神经伤多为骨间背神经损伤，感觉及肱三头肌、肘后肌不受影响，桡侧腕长伸肌良好，其他伸肌均瘫痪。桡神经损伤时，手背桡侧半、桡侧两个半指、上臂及前臂后部感觉障碍。

如有以下情形者，应考虑立即手术或早期手术：

（1）桡神经功能完全丧失，或伴有肱动脉损伤，或伴有肱骨移位骨折，需切开复位者。

（2）骨折复位后，桡神经的主要功能在 3~4 周内仍无明显恢复迹象，肌电图检查也无改善者。

（3）将药物注入桡神经内或周围，造成桡神经障碍者。

（4）切开复位后即出现瘫痪者。

对于止血带或腋窝压迫造成的桡神经损伤，可保守治疗，3 个月内无恢复者，应行手术探查。修复后的神经多能恢复功能。

◎压迫引起的腰骶神经丛损伤

腰骶神经丛的上段为腰丛，位于腰大肌的后部，腰椎横突的前面，由第 1、2、3 腰神经的前支和第 4 腰神经前支的大部组成。其下段为骶丛，由第 4 腰神经前支的小部、第 5 腰神经的前支和第 1、2、3 骶神经的前支组成，位于骨盆后壁，紧贴于梨状肌的前面。腰骶神经丛的前方为乙状结肠或回肠，髂内动脉的分支和输尿管。

由于腰骶神经丛位置较深，损伤比较少见。常见的损伤原因为压迫，如肿瘤、妊娠的子宫等；产时牵拉伤；脊椎骨折脱位、骨盆骨折等。根据损伤的神经及损伤平面，而出现的与其对应分布区的感觉和运动障碍，手术修复比较困难。若是压迫引起者，去除压迫因素可望改善。

◎ 无需特殊处理的闭孔神经损伤

闭孔神经起自腰 2～4 神经前支的前股，从腰肌内缘经骨盆外侧壁下行，经过髂内动脉和输尿管的外侧，穿闭膜管而至大腿内侧。在闭膜管内分成前后两支，前支在闭孔外肌之上进入大腿，前面是耻骨肌和长收肌，后面是短收肌。分支支配髋关节的股薄肌、长收肌和短收肌，以及大腿内下 2/3 的皮肤。后支穿过闭孔外肌上部，位于短收肌和大收肌之间。分支至闭孔外肌、大收肌，有时还至短收肌，并有一关节支至膝关节。

闭孔神经的单独损伤较为少见，可因骨盆骨折、髋关节前脱位、闭孔疝、妊娠子宫压迫或者难产而引起。闭孔神经损伤时，内收肌功能大部分丧失，大腿内收或者外旋障碍，患腿不能主动搭到健腿之上，感觉障碍不明显。由于闭孔神经损伤对功能的影响不大，一般无需特殊处理。

◎ 应立即手术探查的股神经损伤

股神经起自腰丛，由腰 2、3、4 神经前支后股组成，为腰丛的最大分支。它由腰大肌外缘穿出，向下斜行于髂筋膜深面，在腰大肌与髂肌之间到达股筋膜鞘，在髂窝内发出髂肌支及腰大肌支，主干经腹股沟韧带深面、髂腰肌表面，由肌间隙进入股三角，位于股动脉的外侧。股神经穿过腹股沟后 2 ~ 3cm，分出前支和后支，前支很短，几乎立即分成支配缝匠肌、耻骨肌的肌支和两皮支，分布于大腿前内侧的皮肤，后支除发出分支支配股四头肌及髋、膝关节外，还形成隐神经，分布于小腿及足内侧的皮肤。

股神经损伤的常见原因有：火器伤、其他穿通伤、手术误伤、耻骨骨折，以及肢体过伸引起的牵拉伤等。

损伤后的症状为：股四头肌麻痹、萎缩，以致不能伸膝，膝反射消失，大腿前内侧、小腿及足内侧皮肤感觉障碍。如高位损伤，可伴有髂肌麻痹，从而影响髋关节的屈曲功能；低位损伤时，则尚有部分皮肤感觉或肌力良好。

开放损伤或手术时发现有股神经损伤者，应立即进行手术探查。

◎人体最粗大的神经——坐骨神经损伤

坐骨神经是人体最粗大的神经，由腰神经和骶神经组成，起于腰骶部的脊髓，途经骨盆，并从坐骨大孔穿出，抵达臀部，然后沿大腿后面下行到足，管理下肢的感觉和运动。坐骨神经在到达腘窝以前，分为胫神经和腓总神经，支配小腿及足的全部肌肉，以及除隐神经支配区以外的小腿与足的皮肤感觉。

坐骨神经损伤通常由臀部和大腿的枪伤所致，其次可由髋关节的后脱位或骨折脱位引起，也可由臀部肌内注射或髋关节周围手术引起。若为高位损伤，会引起股后部肌肉、小腿和足部的肌肉全部瘫痪，导致膝关节不能屈、踝关节与足趾运动功能完全丧失，呈足下垂，小腿后外侧和足部感觉丧失，足部出现神经营养性改变。由于股四头肌健全，膝关节呈伸直状态，行走时呈跨越步态。如为股后中下部损伤，由于腘绳肌正常，膝关节屈曲功能保存。

坐骨神经损伤后，一般需要尽早手术探查。

◎胫神经损伤的典型畸形——仰趾足外翻

胫神经自坐骨神经分出后垂直下行，在腘窝中线下行至腘肌下缘，进入比目鱼肌的深面，成为胫后神经。胫神经有运动支至腓肠肌、比目鱼肌、跖肌、腘肌、胫骨后肌、趾长屈肌和长屈肌。下行至跟腱与内踝之间，通过屈肌支持带，分成足底内外侧神经，支配足底肌肉及足底的皮肤感觉。

胫神经损伤后，足不能跖屈和内翻，出现仰趾外翻畸形，行走时足跟离地困难，不能快走。足内肌瘫痪引起弓状足和爪状趾畸形。小腿后外侧、足外侧缘、足跟及各趾的跖侧和背侧感觉丧失，故称为拖鞋式麻痹区。同时，足底常有溃疡，足部易受外伤、冻伤和烫伤，常因溃疡不能走路，严重影响足部功能。

此类损伤多为挫伤，应观察 2～3 个月，无恢复表现则手术探查。

◎ 腓总神经损伤的典型畸形——足下垂

腓总神经由坐骨神经分出，沿腘窝上外缘，经股二头肌内缘下行，至腓骨头后方并绕过腓骨颈，向前穿过腓骨长肌起始部，即分为腓浅神经及腓深神经两终支。腓总神经绕行腓骨颈处，位置表浅，且与骨膜紧贴，腓骨颈骨折或使用固定器材不当时，腓总神经常可受累。

腓神经的典型损伤为足下垂，出现足背屈、外翻功能障碍，足呈内翻下垂畸形，伸踇、伸趾功能丧失，呈屈曲状态，小腿前外侧和足背前侧、内侧感觉障碍。

该处损伤位置表浅，神经均可触及，应尽早手术探查。功能不恢复者，晚期需行肌腱移位或踝关节融合，矫正足下垂畸形。

◎ 如何保护手外伤伤口

手是人们最重要、最常用的劳动工具，因此也是最容易受伤的部位。当一个人的手受伤后，该如何在第一时间保护自己呢？

1. 应该立即想办法止血

手部的血管丰富，供血旺盛，尤其是手指末端布满了密集的毛细血管网，即使伤口很小，也可能会在较长时间内出血。因此手部受伤时，应该马上压住伤口止血。通常小的伤口，只要压迫一段时间就能止血；当伤口较大时，应用干净毛巾等物裹紧患手，再到医院就诊。

2. 不要胡乱外用抗生素

有些人受伤后，为了控制伤口炎症，会将家里备着的消炎药，也就是我们医学上所说的抗生素，捣粉后外敷伤口。其实这是一个误区。外敷的抗生素通常并不能起到消炎的作用，甚至会起到反作用。这是因为伤口局部的药物浓度过高，会刺激正常皮肤和组织，不利于伤口愈合。另外，伤口内的病菌还容易对外敷的药物产生抗药性，减低以后使用同类药物时的疗效。

3. 及时前往医院就诊

如果伤口较大，应在受伤后最短时间内前往医院。开放性伤口极易感染，通常来说，当一个伤口被敞开8小时及以上时间，却没能得到有效处理的话，医生就将它视为感染伤口。对该类伤口，医生将其处理后不能立刻缝合，而是要先用药物治疗一段时间，确定该伤口并未感染后，或等伤口的感染控制后才能缝合。这种延迟缝合的治疗，将增加患者的痛苦和生活不便，但这是必需的，因为若盲目提前缝合这类伤口，就可能留下深部感染的隐患。如果这类伤口提前缝合了，一旦发生感染，后果更严重。

◎ 手部神经损伤后的三种常见畸形

我们的手由三条主要的神经支配，分别是桡神经、正中神经和尺神经。三条神经各司其职，又相互配合，使得我们的手能够灵活运动。我们的手能够正常活动，除了有完整的手部骨骼做支架，有力的手部肌肉做动力外，更需要正常的神经做指挥，如果失去神经的支配，我们的手不但会产生感觉、运动上的困难，甚至会引起外观的畸形。三条神经损伤，分别会引起哪种畸形呢？

1. 桡神经损伤

在运动上，桡神经主要支配手腕背侧及手背侧的肌肉，当我们伸展五指时，可以看到手背上会有条索状的肌肉隆起，这些肌肉都被桡神经支配着，而这些肌肉的作用就是伸展手指和手腕，因此当桡神经损伤时，主要表现在手腕下垂无法抬起，手指屈曲不能伸直，这就是医学上所说的"垂状手"畸形。

2. 正中神经损伤

正中神经损伤后，主要表现为鱼际肌的萎缩畸形。医学上将这类畸形称为"猿手"。这是因为鱼际肌的萎缩，使得人的手掌如猿猴的前爪一般平坦。所谓的鱼际肌，就是大拇指与腕关节之间那块丰厚的肌肉。它主要受正中神经支配，因此当正中神经损伤时，它最先受累萎缩。值得注意的是，鱼际肌并不是一块肌肉，而是由几块不同的肌肉组成的肌群，其中有一块由尺神经支配，所以当正中神经损伤时，如果尺神经完好，有些人的鱼际肌并不会完全萎缩。

3. 尺神经损伤

该神经受损后，在运动上主要表现在患者无法握住水杯等圆柱状物体，也无法握住铅球等球状物体，这是因为做这些动作所需要的肌肉——"骨间肌"都属于尺神经支配，其存在于手掌内、各掌骨之间，故名骨间肌。当尺神经损伤后，这类肌肉会逐渐萎缩，表现为手掌及手背肌肉消瘦、掌骨在皮肤下凸出。另外，骨间肌还有伸直手指的作用，因此当该神经损伤后，患者的手会出现各指无法完全伸直的现象，其中又以无名指、小指的屈曲更为明显，这是因为尺神经的位置离这两指较近，支配更为全面的缘故。这种各手指略带屈曲，而无名指、小指屈曲更甚的畸形如鸟爪一般，故名为"爪形手"。

◎ 手外科术后固定的常见位置

当我们不慎发生手外伤，在进行手术治疗后，医生常常会将受伤的手用石膏托固定。而伤情较重，伤及骨骼者，医生会用小钢板、钢针等器械，在手术时就将骨折处固定，这是为了让患手在恢复期的时候，不会因多余的活动，使得原有的损伤加重，同时让受伤的组织得到充分休息，使伤愈后能够最大程度地恢复其功能。然而除了骨折外，手上还有其他组织，它们位置各异、功能不同，因此对于手术后固定的位置也各有要求。

1. 植皮手术后

手背上的皮肤如果因外伤缺损了，在进行植皮手术后，医生常会将患手固定在屈曲位，即握拳的姿势。因为手背皮肤在这个姿势下会拉伸至最紧张的状态，手背上皮肤缺损处植上的皮片，也在这个姿势下被拉伸到最大，皮片一旦适应了这样的张力，在伤口长好后，就能够配合患手做正常的活动，不至于出现伤口开裂的情况。同样的道理，当植皮手术在手掌部进行时，医生就会将该手固定在伸掌状态，因为手掌在这时的张力最大。

2. 神经、血管手术后

一般来说，手部的肌腱、神经、血管等皮下软组织在受伤后，需要 3 周的时间才能长好。神经、血管等受伤后，医生一般会将手固定在休息位，所谓的休息位是指人在生理状态下，手自然放松时出现的位置。一般是大拇指微屈，靠近或触及食指远指间关节，其余手指屈曲呈阶梯形排列的状态。在这种状态下，手内组织最为放松，最有利于血液循环和软组织的恢复。

3. 肌腱手术后

肌腱主管手部的活动，当肌腱损伤被修复后，固定位置也有特别的要求。如果手背侧的肌腱损伤了，医生在术后一般会将手固定于伸展的位置，因为手背上的肌腱主司伸直手指，在这个位置时，它处于松弛状态，更容易愈合。另外，手指和手掌同时固定在伸展位时，手指无法屈曲，就不会牵拉到手背的肌腱，最大程度上减少了肌腱在术后再次断裂的可能。同理，当手掌部的肌腱损伤修复后，医生会将手固定在半握拳的屈曲

神经与韧带损伤

37

状态，这是因为手掌部的肌腱主司弯曲手指，在屈曲状态下较为松弛的缘故。

◎揭开显微外科技术的神秘面纱

说起显微外科技术，不少人的头脑里就会闪过科幻片里的镜头：医生把一个缺胳膊少腿的人放在手术台上，再把断掉的肢体和人的伤口对合，按几个按钮，就把一切都交给了电脑。发达的计算机智能，会用纤细的器械在短时间内缝合、治疗伤口。等手术做完后，患者就会活蹦乱跳地跳下手术台，就跟没受伤一样。可惜的是，这令人向往的一幕，现代医学技术还无法达到。

显微外科技术，是指在手术放大镜或显微镜下，用精密的器械进行手术。由于有显微镜的帮助，这类手术能超越人类视力的自然限制，使得外科手术更加精准。比如说，我们能在显微镜下，吻合肉眼无法看清的小血管、神经束等微小组织，从而达到过去手术所达不到的效果。现在的一些大型手术，例如断肢再植、骨关节功能再造等，都需要显微技术的配合才能完成。

然而，显微技术也有它的局限性。首先，并不是所有的外伤都能用显微技术治疗。以断指再植为例，只有少部分被切断的手指，能被成功接回到患者手上。这是因为切断的伤口较为平整，再植难度小。如果患者的伤指是被压断、扯断的，就会因血管活性丧失而无法回植。

其次，显微技术的疗效并没有想象中那么好。以断指再植为例，即使一个手指能被接活，它也将失去大部分的运动和感觉功能，只能给患者一个"十指俱全"的心理安慰。这是因为患指神经断裂后，即使再次接上，也需要很长时间才能恢复正常功能。而患指长期无法动弹这一问题，将引起相关肌肉的萎缩，这就使得患指活动难度再次加大，有些患者甚至终生都无法自如活动再接的手指。断指再接后，患指末端常常会产生剧烈的幻觉痛，也有人甚至不堪忍受断指再植后带来的不便，让医生将其重新截掉。

现在的显微技术，还没有达到能让计算机帮忙做手术的地步，所有的步骤均需医生在显微镜下操作。显微技术难度大，对手术医生的要求更为严格。

◎ 手外伤的常见类型

众所周知，工具被使用的次数越多，损坏的可能性越大。手是我们身体的一部分，也是我们最常使用的劳动工具，自然也不例外。我们的手通常会受到哪些伤害呢？

1. 压砸伤和挤压伤

这类伤口在手外伤中的比例较高，操作冲床等重机械的工人较易出现此类损伤。虽然普通人在搬运重物时，也可能被压到手部，但伤重者一般仍以前者居多。人们常常因为疲劳或操作不当，使得手直接被机器压伤。这类伤情一般都较严重，不但皮肤、肌肉等软组织难以幸免，甚至连骨骼都被压碎者亦不在少数。这种类型的伤口即使愈合后，也常会遗留严重的功能障碍。另外，有些患者是被高温的机器压伤，这就造成了烫伤和压砸伤的复合损伤；有些患者的伤口上，覆盖有机器上的污物，如机油、线头等，其治疗难度更大。

2. 切割伤

这类伤口可在各种年龄段的人群中出现。一般来说，家庭主妇更易患此伤，因为其使用菜刀的次数多，当使用大意时便容易切伤手部。这类伤口较为平整，修复难度小，只要治疗及时，通常可以恢复患手功能。但值得注意的是，被菜刀切伤的伤口虽然看似干净，却极易感染，这是因为菜刀上寄宿的大量细菌，已经进入了伤口内，因此抗感染治疗显得更为重要。

3. 撕脱伤

这类伤口通常也容易出现在操作重型机械的工人身上。当他们的手被机器压住后，患者因为恐惧和紧张心理，会强行拉出患手，这会导致手指或手掌上的皮肤被撕扯下来，严重者手上的皮肤甚至会像手套那样脱落，这就是"脱套伤"。有些患者通常因为"十指俱全"而不会将自己的病情看得太重，事实上，脱落的皮肤通常无法再植，从而导致手的肌肉和骨骼因为缺少保护而逐渐坏死，这是手外伤中极为严重的一种伤情。即使伤势恢复后，患手的功能也会受到影响，从而落下残疾。

4. 绞伤

通常由患者不小心将手卷进高速旋转的机器所致。该类伤口多呈螺旋形，伤口长，损伤重，通常还伴有肌肉、骨骼的损伤。这类伤口修复难度大，恢复缓慢，伤情严重者甚至整个手指或整只手都被绞断撕下。以现在的医学技术而言，这种被强行扯断的患肢伤势太重，手术成功率很低。

5. 咬伤

这类伤口常因为创伤小、出血少而被忽视，如果是被蛇、虫、猫、狗等动物咬伤造成的伤口，患者还知道去医院打预防针，但如果是被人咬的，患者就容易忽视。事实上，人的牙齿上寄宿的细菌并不比动物少，伤口感染的机会极大，因此这类患者仍应该到医院治疗。

6. 贯穿伤

这类患者中以纺织业的女性多见，常因工作时不小心被缝纫针击穿手指所致。处理该类伤口，并不是只要拔除针体即可，因为虽然伤口小，出血可能也不多，但伤口较深，深部组织的感染机会大，所以应引起足够重视。

◎手部开放性损伤的治疗原则

"医生，我的手受伤了，快帮我做手术吧！"在医院的急诊室里，常常能看到一些这样的患者，他们一边表情痛苦的捂着手，手上可能还在往下淌血，一边这样请求医生。常言道"十指连心"，手受伤后的痛苦往往非常剧烈，此外，手上的皮肤、皮下脂肪等组织都较薄，受伤稍重便是皮开肉绽、筋断骨伤之祸，这使得患者常常有马上手术的要求。但是手部开放性损伤有严格的治疗原则，医生必须严格遵循其要求来进行治疗。

1. 防止创口感染

为了能尽早恢复患者的正常生活、工作，伤愈的时间及伤后的功能恢复程度，都非常重要，而感染一旦发生，会严重影响手部组织的修复、伤口的愈合，以及手部功能恢复的程度，所以必须将感染的可能性降到最低。

创口的感染与否，主要和两大因素有关。一是受伤后伤口的暴露时间。一般来说，当伤口暴露8小时以上，医生就要将这个伤口当做已经感染的伤口处理了。第二个因素是受伤的原因。如工人在操作机械时被机械弄伤的伤口、农民在干农活时被工具砸伤的伤口，这类伤口上常常会有泥土、机油等污物，伤口感染的风险极大，医生在做伤口缝合之前，要耐心、细致地冲洗和清理伤口，清除全部污物，必要时还要剪除受污严重的部分组织，并及时、足量地使用抗生素，确定感染风险较小后，才能进行下一步手术治疗。

此外，被动物、他人咬伤或被菜刀切伤的伤口，因为口腔及菜刀上寄宿的细菌极多，所以伤口无论暴露是否超过8小时，都应该被当成感染伤口处理。

2. 保护创口

有些患者伤口的皮肤和皮下组织，在受伤后往往会有发白的现象，这是由于在受伤时，这些组织的血液循环被破坏，血液供应不足造成的。这些组织日后是否能恢复正常的血液循环，常常要观察一段时间才能知道，因此该类伤口，也不能马上缝合，因为后期如果发现伤口皮肤有缺血、坏死的现象，仍需要将坏死的组织全部清除。观察期间，医生在给患者使用药物的同时，还需定期换药，用无菌材料保护好伤口，以免加重伤势和感染的可能。

3. 组织修复

当确定手上的伤口感染可能性不大时，医生就能进行手部组织的修复了。如果患者有手部骨折，医生需对骨折处及时复位，固定牢固。因为骨骼是手部组织的支架，其完整性是否良好，直接关系到伤口愈合后期，手的外观是否畸形，以及功能恢复的程度。同样，手部的血管、神经、肌肉等软组织也应及时修复，以尽快恢复患手的血液供应、感觉功能等。

4. 功能锻炼

很多患者发现，其手部的伤口虽然治好了，却遗留下活动不利等后遗症。造成这类后遗症的原因很多，有手部骨关节僵硬、肌肉粘连等，但如果患者在伤后及时锻炼患手，一般能将这类后遗症减到最小，或者即使有这些后遗症，也能通过功能锻炼来早日恢复。功能锻炼的时机、方法应在医师指导下进行，并应该长期坚持，才能有明显的效果。

◎ 再造拇指的要求

拇指是手部最重要的手指，正是由于拇指的存在，我们才能做出一些人类特有的动作，如捏持、握物等，这是由其特殊的结构和功能决定的。从医学角度说，拇指占了一只手的功能的50%，而其余四指合起来才占一半。

正因为拇指的功能如此重要，所以当外科医师治疗拇指受伤的患者时，都会将修复拇指功能视为第一目标。如果患者拇指缺损了，可行拇指再造手术，以尽可能地恢复患手功能。如何才能顺利再造拇指呢？

对于患者来说，必须要保护好创口的洁净。创口没有感染或感染轻是手术能顺利进行的第一要素。因为感染是一切手术的克星，无论多小、多不起眼的创口，即使手术做得再完美，如果发生了术后感染，溃烂和流脓会使一切俱成流水。更不用说拇指再造这类大手术，本身就有手术创伤大、术后恢复时间长等特点，如果一旦发生感染，更会增加患者的痛苦。

其次，患者的身体状况必须能耐受手术。通常患者在手术前，会被要求做一系列的检查，如生化常规、胸部 X 片、腹部 B 超、心电图等，对这些检查，有些患者会感到不理解，明明是一根手指的手术，为什么要做全身检查呢？这是因为拇指再造手术，看上去似乎只涉及一根手指，要修复的组织却非常多，骨骼、肌腱、血管、神经……所有的组织都要一一接上，这就意味着手术时间较长，而手术风险一般都和手术时间成正比。因此，手术前医师必须对患者的体质有较全面的了解，以确定患者能否耐受手术或麻醉要求。其他手术也是如此。

对于医师来说，做拇指再造手术也有下列要求：

首先，无论采取何种手术方式，都应将恢复拇指功能作为手术的第一目标，即做完手术后，患者必须能做捏、持等动作，只有达到这个目标后，第二步才是使再造的拇指尽可能美观一些。所以一些术后功能恢复好的患者，埋怨最多的常常是再造拇指为什么没有"原装的"那么好看。

其次，应尽量修复拇指的血管、神经、肌肉等软组织，因为它们是再造拇指日后的功能、感觉、力量恢复的决定性因素。因为血管接得越好，患指的血液循环就越好、免疫力越强，就不容易发生感染、坏死。吻合完善的神经则是患指后期感觉恢复良好的保障。而肌肉是否修复，则直接关系到患指是否能恢复或接近到原来的力量。因此，必须注意软组织的修复。然而要强调的是，神经细胞的再生是一个长期缓慢的过程，即使神经已经吻合，再造拇指的感觉能力，也常常要过几个月甚至几年才能逐渐恢复。关于这点，医师应和患者做好解释工作。

◎周围神经损伤的类型和临床特点

神经是我们大脑与这个世界之间最重要的传导通路，只有在神经结构完整、功能正常的情况下，我们才能认知各种事物，并与他人做正常的交流，一旦神经发生损伤，我们的身体就会出现各种不便。那么，常见的神经损伤有哪些，它们各自又有什么特点呢？

1. 神经失用症

这是最轻的一种神经损伤，发生该病的神经并没有器质性的损伤，只是神经冲动一时无法传导。生活里，当我们的手肘不小心被什么东西磕碰时，有时会马上感觉到手肘至小指有麻木感，活动不便，但很短一段时间后，手臂的感觉、动作就能恢复正常。这种现象是由于我们手肘部的神经受到挤压、磕碰引起的，这就是最简单的神经失用症。这类疾病的特点是：感觉麻木、迟钝，但不会有感觉丧失，虽然肌肉活动不便，但不会有肌肉萎缩，而且受伤程度较轻微，通常能自己恢复，也不会留下后遗症。

2. 神经的部分损伤

这类损伤比神经失用症要严重，多见于青壮年工人，由于在工作中手臂被机械挤压或碾锉后而导致。在这类患者中，由于受伤神经的结构已经发生了部分破坏，因此患者常常会完全丧失患肢的感觉、活动能力，病情严重者需要手术治疗来修复神经。不过患者的神经虽然损伤了，却并未断裂，神经仍然具备自我修复能力，所以临床上，也有患者出现病情慢慢好转的现象。

3. 神经的完全断裂

这类患者的病情最重，他们的伤口通常是由于被锐器切割，神经连同皮肤、肌肉等软组织被一起切断所导的。这类患者的临床症状和神经部分损伤的患者类似，但更为严重。受伤的患肢不但会丧失感觉、运动等能力，并且由于受累肢体上的肌肉、骨骼失去了神经的营养和支配，还会有肌肉萎缩明显、患肢纤细等外观上的改变。由于神经完全断裂，丧失了自我修复能力，此类神经损伤都需要手术修复，且治疗效果不理想。

◎神经损伤的原因和预后的关系

当神经发生损伤时，其恢复程度不但和受伤程度、治疗过程有关，更与损伤的原因息息相关，就如佛家所云：有是因，故有是果。神经受伤的原因和预后之间的关系何在呢？

1. 牵拉伤

这类损伤多见于舞蹈演员、运动员等职业，因为他们在做专业动作时，躯体的活动幅度往往较高，有时就有可能因为肢体的过度伸展，使得体内神经被牵拉致伤。而神经的受伤程度则和牵拉力度成正比，当牵拉力度小时，神经的损伤程度较轻，神经的损伤恢复较快，当牵拉力度大时，神经损伤的程度就重，恢复也慢，有些重症患者甚至出现神经被拉断的现象，这就需要手术治疗了。

2. 切割伤

这类伤口多由锐器所致，多见于年轻患者的腕部，一时的情绪激动使得他们容易对自己身体犯下错误；或者在卷入斗殴时，由于用手腕反射性地招架对方的刀具而导致。这类伤害可将神经部分或完全切断，导致患肢的感觉麻木，活动不便。对这类损伤，无论神经为完全性断裂，还是部分断裂，都必须做手术修复。一般来说，受伤后越早进行手术，后期神经恢复的速度越快。另外，开放性伤口易于感染，这也决定了手术必须尽早进行。

3. 挤压伤

最简单的挤压伤在生活中随处可见，比如我们不小心碰到了手肘，就可能会有前臂到小指放电般的麻木感，这是因为肘部神经受到了挤压。这类损伤多呈短暂性，很快就能恢复。较重的挤压伤可见于工厂内，工人在工作时，不小心被很重的机器压住了肢体，从而导致挤压伤。长时间、巨大的重量压迫，可导致神经麻痹，甚至变性坏死，而这种伤害通常不会只限于神经，神经周围的血管等软组织也会一同被破坏，使得神经在被压迫的同时，还受到缺血性伤害，这类损伤通常累及范围大，而变性的神经在后期恢复也相当困难。

◎ 与神经恢复有关的因素

神经损伤在临床上是一种令医生、患者都头疼的病症，相比骨折、外伤，它的恢复通常比较缓慢，预后也不佳，会给患者带来长期的生活不便，这类患者往往情绪易激动，有时甚至责怪医生的治疗措施。

但大多数人不知道的是，医师的治疗对于神经恢复来说，并不是唯一的因素。良好且及时的治疗，当然能帮助神经更好、更快地恢复，但神经是否能恢复如初，所涉及的因素却非常多。影响神经功能的恢复因素都有哪些呢？

1. 神经的受伤部位

我们体内的神经系统，可分为神经细胞和神经纤维两类，神经细胞多分布于大脑、脊髓等神经中枢部，是一种永久性细胞。所谓的永久性，是指它们在人出生后就不能再分裂增生，长出新的同类细胞，一旦遭受损伤则成为永久性缺失。而神经纤维是神经细胞的衍生物，多分布于躯干、四肢，具有活跃的再生能力，伤后可以再次恢复。所以越靠近神经中枢部的神经损伤，越难以恢复。

2. 受伤后的修复时间

如果我们的神经发生断裂意外，无论是部分断裂，还是完全断裂，医学上都主张用手术修复。原则上来说，受伤后修复越及时，对神经的恢复越有利，相反，如果患者受伤已经超过1年，此时再做神经修复手术，对于患者的肢体活动能力通常于事无补，但对于恢复患者的痛觉、温度觉等保护性感觉来说，还是有意义的。

3. 是否带有周围血管的损伤

和身体的其他组织一样，神经的营养也来自于血液，当神经损伤后，修复时所需要的大量营养，更要依赖周围血管内丰富的血液供应。因此若神经损伤较轻，没有周围血管损伤者，恢复起来较快；若损伤较重，周围血管也被破坏时，损伤恢复的速度就要大打折扣了。

4. 医师的技术

神经纤维表面有膜、内里有束，结构就像电线般复杂，且每种结构都有修复的价值，因此修复起来难度较大，这就对手术医师的经验、技术提出了严苛的要求。只有经验老道、技术娴熟的医师，才能将神经组织一一修复，为神经的后期恢复提供最好的保障。

另外，神经的恢复还和许多因素有关，比如受伤者的年纪越小，或者术后锻炼的程度越彻底，则神经恢复的效果越好。因此，神经的恢复是一个复杂的过程。

神经与韧带损伤

◎神经损伤后营养性变化及感觉的检查方法

当我们的神经受到损伤后，受伤的肢体常常会慢慢消瘦，这不只与肌肉失去神经支配后，缺乏日常的运动有关，还跟肌肉失去了神经的营养作用有关。

也许有人会问，神经又不是血管，怎么会对肌肉有营养作用？其实，我们的外周神经元能分泌一种糖蛋白，对肌肉有很好的营养作用，缺乏这种营养物质的肌肉，会发生明显萎缩。除了肌肉，我们的皮肤、指甲等组织，也同样受到这种糖蛋白的营养，所以神经损伤的患肢，除了肌肉瘦削外，还会出现指甲薄脆易裂，皮肤薄而干瘪等现象。

另外，外周神经中还包括一种特殊的神经——交感神经，它具有收缩血管、促进汗腺分泌汗液的作用。当交感神经受到损伤后，皮肤会因血管扩张而潮红。同时因汗腺无法分泌汗液，使得皮肤变得光滑而干燥。

对于患者来说，神经损伤带来的最大问题，可能还不是肢体无法活动，或者外观的美观与否，而是感觉障碍。特别是手部神经损伤的患者，更是为此困扰不已。因为感觉是手最重要的功能之一，如果手部的触觉消失，就算手的其他功能都完好，也没有意义。试想一下，当你要吃饭去拿筷子，或者要写字去拿笔的时候，怎么知道拿稳了没有？还不是靠触觉！除了触觉外，痛觉、温度觉、位置觉等保护性感觉对人体也有重要作用。在没有医生在场的情况下，通过一些简单的检查肢体感觉的方法，自己也能检查神经是否正常。

1. 触觉

闭上眼睛，用棉絮、头发轻轻触碰受伤肢体的皮肤，正常者会有触碰的感觉；神经损伤的患者，则因感觉迟钝、麻木而没有这种感觉。

2. 痛觉

用干净的缝衣针等尖锐物体，轻轻触碰皮肤，感觉正常者，即使碰得程度很轻，也会有痛觉；迟钝者则没有。

3. 温度觉

可以将受伤的肢体伸入温水、冷水里来检查，在家做这项检查时，应先用温度计测量水温，以免烫伤或冻伤。

4. 位置觉

位置觉又称为立体感，是一种极精细的感觉，也是手部最重要的感觉，神经受伤的患者，即使后期痛觉、触觉等感觉恢复，立体觉一般也很难恢复如初。可以通过拾物实验来进行检查，即拿起桌子上的硬币、图钉、钥匙等形态、大小不同的物体，可以从拿物体的动作来判断，患肢的位置觉是否正常。

◎ 肌电图检查的价值

说起心电图，可能很多人都会有印象，因为电视剧里常常有它的亮相，一个躺在病床上的患者，连着旁边一台哔哔作响的机器。如果机器上的图形有波形，那这人还有救，如果图形变直线了，那下一个画面就是医生拿着电击器狂按患者胸部。

电视上的剧情也许夸张，但在医学上，心电图的确是判断一个人是否还有生命迹象的重要工具。可如果说起肌电图，也许大家就一头雾水了，什么是肌电图？它有什么作用？其实，肌电图和心电图一样，也是一种检查人体生物电活动的仪器。只是心电图记录的是心脏的电活动，而肌电图检查的是躯体肌肉的电活动。

肌电图有什么用处呢？用处很多！

1. 因为肌电图可以显示出神经的传导是否正常，在肢体无法活动时，可以用来判断是支配肌肉的神经引起的病变，还是肌肉本身引起的问题。对于神经损伤的患者，肌电图还可以判断出神经损伤的程度、范围，有经验的医师可以通过这些资料，判断出患者日后可能的恢复程度。

2. 由于我们的部分肌肉，受到不止一条神经的支配，当这些肌肉出现神经疾患时，就可以通过肌电图来判断问题出现在哪条神经上，从而指导医师有方向的进行治疗。

3. 重症患者，如做过断指再植、神经吻合、神经移植等手术的患者，在手术后，可以用肌电图检查其神经的再生、恢复程度。

4. 我们通过肌电图除了可以检查外伤引起的神经损伤外，还能检查内科疾病。临床上应用这项技术最多的疾病，就是糖尿病引起的周围神经病变。在糖尿病后期，高血糖常会导致周围神经末梢的病变，使患者出现肢体末端麻木、过敏等感觉，但由于其病程缓慢、隐匿，当患者注意到这种病变时，病情通常已经十分明显，影响到生活质量，用肌电图定期检查该类患者，能帮助我们早期发现病情，早期治疗，使病情得到有效控制。

◎神经损伤都要立即手术吗

即使明确告诉患者，治疗其疾病的最好方法就是手术，人们心理上通常仍难接受：长时间不吃不喝的术前准备，麻药清醒后的术后疼痛，及各种可能的不良反应，都让人心惊胆战。多数人在被医师告知需做手术治疗时，都会反射性地问一句：可以保守治疗么？这些患者里有许多就是神经损伤的患者。

当我们的神经损伤后，可以不做手术治疗么？其实，神经损伤的种类很多，并不是每一种损伤都适合或需要做手术。下面介绍几种常见且不适合立即手术的神经损伤。

1. 暴力型神经损伤

如果患者的神经损伤，是因为肢体被重物长时间压住或被较大力量牵拉后而造成的，即使医师判断肢体的神经已经损伤，无法恢复，需要做手术时，也不能即刻手术。这是因为神经损伤后的变性、坏死，是一个较缓慢的过程，通常要观察一段时间，才能确定受伤神经的坏死范围，只有在确定这个范围后，医师才能制订最好的手术方案。通常，观察时间的长短，和神经受损的程度有关，在保守治疗期间，我们可以先通过患肢夹板固定等方法，减少患肢活动，避免进一步的神经损伤。

2. 慢性神经病变

如颈椎病导致的臂丛神经受压病变，引起上肢麻木、活动不便等症状时，我们可以先通过推拿牵引或针灸红外等理疗手段，配合口服药物治疗，来控制病情发展。通常，如果颈椎病等原发病得到控制，因其产生的神经损伤，即医学所称的继发损伤，就会慢慢缓解。

3. 内科疾病引起的神经损伤

糖尿病引起的周围神经损伤，当神经病变引起的症状非常严重时，神经松解手术是一个有效的治疗方案，但在疾病的早期，患者的麻木、疼痛等神经病变症状还不太明显时，可以在使用降糖药的同时配合营养神经的药物来控制病情的发展。

◎神经手术的种类及适应证

尽管有些神经损伤可以避免手术，但对于大部分的患者来说，手术治疗仍是最有效的方法。下面介绍几种常用的神经治疗手术方式及适应证。

1. 神经吻合术

神经吻合术即为将断裂的神经接合在一起。这种手术方式适用于被锐器切断的神经损伤，急诊手术应用较多，如果能在患者伤后数小时内即行该手术，手术效果往往是最好的。值得注意的是，神经吻合术是一种极精细的手术，因为周围神经是一种类似电缆结构的组织，外面有包膜，裹着里面呈束条状的神经纤维，在做神经吻合时，医师为了达到最好的治疗效果，常需要将包膜与内里的纤维分别吻合。

2. 神经松解术与神经移位术

临床上这两种术式常配合使用，适用于因为神经卡压引起症状的患者。例如，临床上可以见到一些患者，他们的上肢前臂直至无名指、小指都有麻木、活动不利的现象，常常是由于肘部的尺神经被周围组织卡压所引起的，对于这类患者就可以使用神经松解术，在术中松解、剥离卡压神经的组织，或在松解后，再使用神经移位术，将神经从原来被卡压的位置分离出来，并移位到一个神经不易受压迫的新位置。

3. 神经移植术

神经移植术有"拆东墙，补西墙"的意思。当我们的神经因创伤或疾病而断裂，并有缺损，无法直接吻合时，可以使用该类手术。它的本质是将身体其他部位另一段大小合适的神经——当然重要性要低于手术要吻合的神经，切过来一段桥接到手术神经的两断端之间，从而实现手术神经的吻合。

4. 神经移植祥术

神经移植祥术即"弃车保帅"法，适用于肢体严重受损，肢体两条相邻的神经同时受伤的情况。当两条神经的伤势都无法单独修复时，可以牺牲其中重要性较低的一条，将其还能使用的神经纤维当做修复材料，去修复另一条比较重要的神经。这种方法虽然"残酷"，却有可能保证受伤肢体神经功能的最大恢复。

◎神经损伤二期修复的优点

神经对于我们人体来说，作用可谓举足轻重，它不但是感觉、运动的传导通路，还具有营养肌肉组织、控制血管收缩等多种作用，当神经损伤时，医师与患者都希望尽早修复，以利于损伤的早期恢复。

然而，这个"尽早修复"并不意味着所有的神经损伤，都要马上修复。损伤神经的修复时间，与神经的损伤原因、损伤方式息息相关。举例来说，当我们的神经被锐器切断时，医师会选择尽早做神经的吻合手术，因为神经修复的时间越早，恢复程度越好。

当神经损伤因暴力所致时，医师往往无法马上为患者实施手术治疗。比如说，当肢体被重物压了一段时间，或是被暴力牵拉了一段时间，这两类原因导致的神经损伤是一个慢性的过程，在受伤之初，神经纤维的变性、损伤并不明显，如果即刻手术，医师无法确定最佳的修复范围。一段时间后，变性、损伤的神经其色泽、质地慢慢发生变化，能与周围的正常神经区分开，这时再做修复手术，就会有事半功倍的效果。

但是，二期修复应该在神经损伤范围确定后尽早进行，因为从效果来说，神经损伤后修复的时间越早，对日后的功能恢复越有利。如果缝合手术在 2 ~ 3 个月后才进行，受伤神经的恢复情况常常不容乐观。

◎ 易引起神经损伤的骨折部位

因为损伤大、疼痛重，骨折常常是令人烦恼的伤病，其带来的不便，常不限于骨折本身，更包括由它引起的一些并发症，合并神经损伤就是严重的并发症。常见的骨折合并神经损伤有哪些呢？

1. 锁骨骨折合并神经损伤

锁骨，即我们肩膀前部能摸到的那条较长而细的横骨。由于其下面有控制手臂感觉、功能的臂丛神经通过，当我们的肩膀受伤时，过于强大的暴力往往会同时造成锁骨的骨折，并损及臂丛神经。患者除了感觉肩部剧烈疼痛、活动不利外，还会有手臂感觉、功能障碍。如果锁骨骨折移位较大，也有发生被锁骨骨折端刺伤臂丛神经的可能。

2. 肘关节骨折合并神经损伤

肘关节处有三条不同的神经通过，分别为桡神经、正中神经和尺神经，是控制前臂及手部活动、感觉的重要神经。肘关节不同位置的骨折，可能导致这些神经的损伤。手术时，医师也会小心翼翼地暴露、保护这些神经，以免损伤它们。

3. 前臂及手部骨折合并神经损伤

如果是单纯的前臂、手部骨折，一般不会合并神经损伤。但如果是由长时间受压等因素所引起，除了骨折本身外，前臂和手部常常会伴有神经、血管等软组织的压伤。另外，电锯等高能量切割伤常常会直接将神经、骨骼一起损伤，对于这类损伤，医师的做法常常是先修复骨折处，神经是否需要马上修复要视神经损伤的程度而定。

4. 骨盆骨折合并神经损伤

骨盆内有控制腹腔脏器、生殖器等多种重要的神经，附近还有控制下肢感觉、运动的神经通过。车祸伤、坠落伤等巨大暴力导致的骨盆骨折，有可能伤到这些脏器神经和周围神经，使得患者出现内脏功能紊乱、下肢瘫痪等症状。

5. 膝关节骨折合并神经损伤

膝关节处有胫神经、腓总神经等重要神经通过，以控制小腿及足部的运动、感觉功能。当膝关节发生骨折时，也会伤及这些神经，导致膝以下肢体出现感觉麻木、活动不利等症状。

◎神经断裂后的症状

"你知道神经有什么作用吗？"如果被问起这个问题，很多人都会说：知道啊，神经嘛，它能帮助我们感觉到外界的事物，也能帮我们活动自己的身体。这么说对不对呢？当然对，然而神经的功能却不仅限于此。何以见得？就让我们来看看，如果我们的神经发生了断裂，将会出现哪些现象吧。

1. 感觉障碍

神经是我们感觉外界事物的传导通路，无论是视觉、触觉、听觉、味觉，还是嗅觉，都需要神经的传导，才能被我们大脑接受到。如果感觉神经断裂了，我们将无法感受到这个世界的多姿多彩。而且，并不是只有以上五种感受由神经支配，如果我们的感觉神经出现问题，我们将连痛觉、温度觉、位置感这些深部感觉也一并失去，这将给我们的生活带来极大不便。

2. 运动障碍

我们的肢体之所以能够运动，全靠肌肉的收缩带动，而肌肉的收缩又是受神经支配的。如果我们的运动神经断裂了，我们将无法自如活动自己的肌肉和躯体。更为可怕的是，失去神经支配的肌肉，还会因为长时间不活动而慢慢萎缩，这是一个缓慢却渐进的过程，严重者其躯体将消瘦到瘦骨嶙峋的地步。

3. 无法出汗

神经不但支配着我们的感觉和运动功能，还支配着我们的各种腺体。拿汗腺来说，汗腺只有在神经支配正常的情况下，才能正常出汗，如果我们的外周神经受到损伤，汗腺的出汗能力将立刻被抑制，我们的皮肤就会变得干燥、粗糙。另外，由于排汗有降温的功能，如果我们的皮肤无法正常出汗，还会出现机体温度升高的现象。

4. 易于出血

比起颅脑、脊髓等中枢神经系统，我们的外周神经系统更容易受到损伤，这是因为它们都分布在躯体、四肢，与外界接触的机会多，且不像大脑、脊髓那样有头骨、脊骨等骨性结构的保护。而交感神经是外周神经中比较特殊的一种神经，它具有收缩血管的作用，如果交感神经受到损伤，血管扩张后无法收缩，我们就会有皮肤潮红、皮温升高，以及伤口更易出血的现象。

5. 骨质疏松等

神经不但与皮肤、肌肉、血管等软组织息息相关，也和我们的骨骼系统关系密切。一旦和骨骼联系的神经被切断，失去神经支配的骨骼就会出现骨质疏松、坚固度减弱的现象。

神经与韧带损伤

◎ 如何避免腓总神经损伤

腓总神经有段区域行走位置表浅，与周围组织相对固定，没有躲避退让的余地，而且神经组织娇嫩，对牵拉及压迫损伤的耐受力较差。这些解剖及生理特点导致了腓总神经容易受到损伤。

在临床上，要避免在以下情况时，对腓总神经产生损害。

1. 手术损伤

熟悉解剖结构，分清腓总神经及其周围组织，尤其是与肌腱的区别。术中操作轻柔仔细，避开腓总神经并予以保护，牵引用橡皮片。

2. 外固定压迫伤

各种石膏、小夹板外固定，均需对腓总神经用厚软垫保护。新鲜下肢骨折整复后，首先用前后石膏托外固定，待肿胀消退后更换管形石膏或用其他外固定方法。固定过程中，密切观察外固定器物的位置、方向、压力及牵引力大小、伤肢位置及末梢血运、感觉、运动功能，一旦发现异常，及时调整。

3. 牵拉伤

避免长时间持续牵引，一旦骨折端稳定，宜改间断牵引，按摩伤肢。行康复锻炼时，避免膝关节伸屈角度过大而造成腓总神经牵拉伤。

4. 体位伤

下肢固定在床上时，若外旋位时间过长，腓总神经容易受到压迫，因此应定时调整体位。

5. 止血带伤

不在腓总神经浅表部位使用止血带，尽量使用充气式止血带，并在止血带下垫厚垫。

6. 药物损伤

不用过氧化氢冲洗腓总神经暴露的开放伤口，要避免在腓总神经走行的部位进行封闭治疗。

7. 穿刺伤

熟悉解剖位置，在穿刺的过程中避开腓总神经，注意进针的位置、深度及角度。

上述损伤在治疗过程中，应该严格预防，加以避免。

◎骨折后的严重并发症——伸膝装置粘连

伸膝装置是指包括股四头肌、肌腱及其扩张部和髌骨、髌韧带等参加的具有伸膝功能的组织的总称。伸膝装置粘连是下肢创伤中最常见的继发性疾患之一。其常见的原因有：由于股骨干骨折外固定时间较长、股四头肌损伤、内固定手术后等引起的股中间肌粘连和膝关节僵硬。具体又可分为：

1. 股中间肌的瘢痕粘连

骨折时，由于骨折端血肿机化、局部肌肉损伤、手术创伤等，均可增加局部组织的瘢痕化。在骨折的治疗期间，如果膝关节和股四头肌长期处于静止状态，股骨干和股中间肌将形成牢固的瘢痕化，粘连的瘢痕纤维在膝伸直时处于松弛状态，当膝关节试图屈曲时则极度紧张而使之受限。

2. 膝关节内粘连

下肢骨折的患者，因长期固定，活动减少，导致下肢和膝关节的血液和淋巴循环不畅，以及含有浆液纤维性液体的组织水肿，造成内粘连。此外，膝关节长期处于伸直位，股四头肌扩张挛缩，也会造成膝关节内粘连。

3. 肌肉变硬或基底部固着

股骨干骨折或手术部位肌肉变硬与基底固着，膝关节活动范围减小，被动屈膝时显示紧张，甚至大腿前方可见一凹陷，但应除外皮肤瘢痕或骨性因素所引起的粘连。有时髌骨活动减少，有明显摩擦感，两侧扩张部触之发硬，甚至活动消失。

其治疗方法有理筋理疗、药物内服外洗及手术松解等，但不论何种方法，都需要患者配合持之以恒的功能锻炼。可进行膝关节主动屈伸活动、被动屈曲膝关节、转膝或下蹲等膝关节的功能锻炼。

◎ 股四头肌断裂分新旧

伸膝装置由股四头肌、髌骨、髌腱构成。当股四头肌突然用力，其收缩力的峰值超出伸膝装置某一薄弱部分的力学负荷极限时，将会导致伸膝装置断裂，包括髌骨骨折。伸膝装置的断裂可以是不完全的断裂，即部分胶原纤维的微观撕裂，使伸膝装置的张力减小、长度增加。直接的切割伤也同样可以造成股四头肌或髌腱的断裂。由于髌骨是整个伸膝装置在股骨髁上的支点，因此，伸膝装置的损伤多以髌骨骨折为多，而股四头肌与髌腱的断裂则相对少见。

其较多发生于 40 岁以上的人群，断裂位置多在髌骨上缘附近。创伤后，患者出现典型的伸膝障碍、髌上压痛、髌上囊积血以及股四头肌腱不连续而出现空虚。

X 线检查显示断裂阴影，即可诊断。

1. 新鲜股四头肌腱断裂的处理

为获得满意的修复效果，应争取在损伤后 48 小时之内完成修补手术。一般可选择 2 种手术方案：腱对腱的缝合和腱对骨的缝合。

2. 陈旧性股四头肌腱断裂的处理

股四头肌腱断裂数月或数年，修补比较困难。若两断端能够对合，则可按新鲜股四头肌结节断裂的方式修补；若发现两断端之间存在较大缺损，需用阔筋膜修补。

陈旧性股四头肌腱断裂的手术效果，不如急性损伤那样满意，虽然膝关节的稳定性恢复，活动度也有一定的恢复，但伸膝力量极少完全恢复。因此，强调术后的康复训练十分必要。

◎膝关节韧带的功能及损伤的常见原因

膝关节内有前后十字韧带（又称交叉韧带），前十字韧带起自胫骨髁间隆起的前方，向后、向上、向外，止于股骨外髁的内下方；后十字韧带起自胫骨髁间隆起的后方，向前、向上、向内，止于股骨内髁的外侧面，膝关节不论伸直或屈曲，前后十字韧带均呈紧张状态。前十字韧带可防止胫骨向前移动，后十字韧带可防止胫骨向后移动。膝关节外侧有外侧副韧带，防止膝关节内翻；膝关节内侧有内侧副韧带，防止膝关节外翻。一般膝关节的韧带损伤都有外伤病史，多见于青少年。

膝关节的关节囊松弛薄弱，关节的稳定性主要依靠韧带和肌肉，其中以内侧副韧带最为重要，它位于股骨内髁与胫骨内髁之间。外侧副韧带起于股骨外上髁，它的远端呈腱性结构，与肱二头肌腱会合成联合肌腱结构，一起附着于腓骨小头上，外侧副韧带与外侧半月板之间有滑囊相隔。当膝关节伸直时，两侧副韧带拉紧，无内收、外展与旋转动作；当膝关节屈曲时，韧带逐渐松弛，膝关节的内收、外展与旋转动作亦增加。

内侧副韧带损伤多为膝外翻暴力所致。当膝关节外侧受到直接暴力，使膝关节猛烈外翻，便会撕断内侧副韧带。当膝关节半屈曲时，小腿突然外展与旋转，也会使内侧副韧带断裂。内侧副韧带损伤多为运动创伤，多见于足球、滑雪、摔跤等竞技项目，可合并半月板及前交叉韧带损伤。

外侧副韧带损伤，主要为膝内翻暴力所致，因外侧方髂胫束比较强大，单独外侧副韧带损伤较少见，多合并半月板及后交叉韧带损伤。如果暴力强大，髂胫束和腓总神经都难免受损伤。

膝关节伸直位下内翻损伤和膝关节屈曲位下外翻损伤，都可以使前交叉韧带断裂。一般前交叉韧带很少单独损伤，往往会合并内外侧韧带与半月板损伤，但在膝关节过伸时，有可能会单独受损。另外，来自膝关节后方、胫骨上端的暴力，也可使前交叉韧带断裂。前交叉韧带损伤亦多见于竞技运动。

无论膝关节处于屈曲位或伸直位，来自前方的、使胫骨上端后移的暴力，都可以使后交叉韧带断裂，多见于直接暴力外伤。膝关节脱位的患者可与前交叉韧带同时损伤。

　　韧带的损伤可以分为扭伤（即部分纤维断裂）、部分断裂、完全断裂和联合性损伤。例如，前交叉韧带断裂可以同时合并内侧副韧带与内侧半月板损伤，称为"三联伤"。韧带断裂的部分，又可分成韧带体部断裂、韧带与骨骼连接处断裂与韧带附着处的撕脱性骨折。第一种损伤愈合慢且强度差，第三种损伤愈合后最为牢固。

　　一般都有外伤病史，多见于青少年，男性多于女性，运动员最为多见。受伤时可能会听到韧带断裂的响声，很快便因剧烈疼痛而不能继续运动，或受伤膝关节处出现肿胀、压痛、积液（血）、膝部肌痉挛，患者不敢活动膝部，膝关节处于强迫体位，或伸直，或屈曲，膝关节侧副韧带的断裂处有明显的压痛点。高处跌落、车祸等直接暴力也可导致韧带损伤或同时造成骨折等其他损伤。韧带损伤常常合并半月板损伤，MRI 检查可以帮助诊断。

◎ 踝关节韧带损伤分Ⅲ度

　　踝关节由胫、腓骨下端的关节面与距骨滑车构成，故又名距骨小腿关节。胫骨的下关节面及内踝关节面、外踝关节面，共同形成了"冂"形的关节窝，容纳距骨滑车（关节头），由于滑车关节面前宽后窄，当足背屈时，较宽的前部进入窝内，

神经与韧带损伤

关节稳定；在跖屈时，如走下坡路时，滑车较窄的后部进入窝内，踝关节松动且能做侧方运动，此时踝关节容易发生扭伤，其中以内翻损伤最多见，因为外踝比内踝长而低，可阻止距骨过度外翻。踝关节的内侧为三角韧带（也称跟胫韧带），分浅深两层，浅层止于距突上部，深层呈三角形止于距骨颈及体部。外侧副韧带可分为跟腓、距腓和距腓三束，较薄弱，易损伤。

踝关节的内踝较外踝短，外侧副韧带较内侧薄弱，足内翻肌群较外翻肌群力量强。因此当踝关节快速运动时，如果足部来不及调整位置，易造成内翻、内旋、跖屈位着地，使外侧副韧带遭受超过生理限度的强大张力，发生损伤。外侧副韧带损伤时，会导致踝关节的运动范围缩小。

目前韧带损伤多采用三度划分法。Ⅰ度韧带损伤：踝关节的稳定未受到严重的影响，主要表现为外踝肿胀，运动疼痛。X线片示：内翻应力正位片距骨倾斜 < 15°。可给予止痛药和弹力绷带包扎制动，限制踝关节的内翻、跖屈运动，一般需固定 3 周。

Ⅱ、Ⅲ度韧带损伤，除了有外踝肿胀、运动疼痛外，还会出现关节松动的现象。对于Ⅱ度韧带损伤，可先行保守治疗，如单纯予以小腿石膏外固定。如果拆除石膏后，踝关节仍有松动和疼痛，可考虑Ⅱ期手术重建外侧副韧带。对于Ⅲ度韧带损伤，应予手术修复。

内侧副韧带较外侧副韧带坚强，较少发生断裂。少数患者可在外翻暴力下发生断裂，且多合并下胫腓联合韧带断裂，出现下胫腓联合分离，造成踝穴增宽，后期发生踝关节不稳、骨关节炎。

内侧韧带损伤，会出现局部外踝肿胀，压痛明显，踝关节活动范围较健侧显增。X线片表现为踝关节内侧间隙增宽。

不完全内侧副韧带断裂者，可用小腿管形石膏固定于跖屈内翻位6周。完全内侧副韧带断裂者，应手术修复。

◎ "自发" 的跟腱断裂

跟腱是人体最粗大、最强壮的肌腱，长约15cm，由小腿三头肌（比目鱼肌、腓肠肌内头、腓肠肌外头）的肌腱融合形成。在此过程中，跟腱的腱纤维有90°的扭转。跟腱的主要功能是屈小腿和跖屈踝关节，是小腿肌肉力量传导至足部最主要的解剖结构。

临床上常见的跟腱自发性断裂，一般发生在单侧肢体。这种断裂可以在跟腱–跟骨连接部，也可以在跟腱–肌腹连接处或是跟腱组织本身。70%以上的自发性断裂，在运动时发生，如羽毛球、篮球、足球、网球等球类运动，或跑步等田径运动。

若在运动时，自觉足跟部被人打了一棍，或踢了一脚，这就是跟腱断裂时的自身感觉，并非真正有这样的外伤。患者并不会有明显的疼痛，但会立即出现跛行和不能单足提踵，以后逐渐出现足跟上方的肿胀淤血。由于伤后的肿胀，掩盖了跟腱断裂导致的凹陷，跖肌腱和足跶长屈肌腱的存在，使踝关节跖屈肌力部分得以代偿，从而还可以行走，X片检查也没有骨折，很容易被认为是单纯的软组织损伤而漏诊，从而延误最佳治疗时机。

核磁共振（MRI）是目前诊断跟腱断裂最精确的方法。通过观察跟腱腱纤维的连续性，不仅能判断跟腱是否断裂，还可以判断跟腱断裂的位置，有助于确定治疗方案。

根据跟腱断裂的时间，可以将其分为急性断裂、亚急性断裂和陈旧性断裂。一般来说，受伤 3 周以内的跟腱断裂为急性断裂。受伤 3~4 周的，为亚急性断裂。跟腱断裂后 4~6 周，如果没有得到治疗，称为陈旧性跟腱断裂。对于初次跟腱断裂治疗后（包括保守或手术）的再次撕裂，也认为是陈旧性跟腱断裂。这几种跟腱断裂的治疗方法及预后都不同。

◎ 不是关节脱位——腓骨肌腱滑脱

腓骨肌腱滑脱，在滑雪、滑冰、篮球、足球等运动中最常见。易被误诊为踝关节韧带损伤，若处理不当，易变成习惯性滑脱。

当一个人的足部，处于轻度内翻或外翻位，又突然受到强力背伸之外力时，会引起腓骨肌猛烈的反射性收缩，使肌腱突然牵拉、撕裂支持带，或形成撕脱骨折而向前滑脱。如滑雪的急停，或雪橇滑行时突然被阻急停，都可因身体的惯性，使脚踝被动或主动内、外翻，同时，脚踝突然背伸而造成肌腱滑脱。

滑脱后如果支持带修复不好，则成为习惯性脱位，使肌腱多次磨损而发生变性。

若为急性损伤，常有急性损伤史，表现为外踝后方软组织肿胀，皮肤青紫，皮下淤血，外踝后缘和后沟部位有明显压痛。X线检查为阴性，但伴有支持带撕脱骨折时，可见外踝后缘有小骨片，即可确诊。

习惯性滑脱者，有多次滑脱史，滑脱时常能自行复位，疼痛不重，轻度跛行，踝关节屈伸时可有肌腱滑动及弹响，压痛较轻，足抗阻外翻试验阳性。

急性损伤应时立即进行手法复位，用铁丝托板将足固定于轻度跖屈、内翻位 3~4 周。

习惯性脱位者建议行手术治疗。

◎ 挤压综合征

一般人都认为骨折是急重症，来势凶险，伤筋则是擦皮的小事。其实不然。挤压综合征就是伤筋中的急重症，它虽然没有骨折，但可危及生命。

挤压综合征是指人被石块土方压埋，尤其是肌肉丰满的肢体被压 1 小时以上（如大腿），而后引起身体一系列的病理改变，临床上主要表现为少尿甚至无尿，以肾衰竭为主，如处理不及时后果严重。外伤后，血液和组织蛋白破坏分解后的有毒中间代谢产物被吸收入血，引起外伤后急性肾小管坏死，从而导致急性肾衰竭，为广泛性软组织挫伤患者晚发性死亡的常见原因。

其机理是发生挤压伤后，局部组织有不同程度的破坏和血液供应断绝，在当时可不出现反应。但当挤压力量解除后，由于伤部毛细血管破裂，阻塞和通透性增加，而出现不同程度的出血和血浆渗出，血液中有一部分红细胞破裂，大量的水分、钾离子（钾离子存在于细胞内）、蛋白等，聚积在组织间隙，使伤部严重肿胀。肿胀使局部血液循环也受到影响，使已被破坏的组织缺血、缺氧，加速了组织的坏死过程。

伤部组织的坏死，主要是肌细胞的破坏，使得肌细胞内的肌红蛋白、肌酸、肌酐和组织分解的其他酸性产物大量释出，也使细胞内的钾离子进入细胞外液。这些物质都可以被迅速吸收入血，损害心脏、肾脏，从而引起了全身病变。

当挤压刚被解除时，机体可无明显变化，仅因长时间的挤压而出现肢体麻木、活动不灵活或有瘫痪。不久，伤部边缘开始出现红斑，附近的健康皮肤有水泡。随着伤部因血浆的不断渗出，局部很快出现肿胀，如小血管破裂，可有斑块。随着肿胀加剧，全身症状亦更明显，患者血压不断下降，而出现休克。而肿胀的肢体迅速变硬变冷，以致阻断了肢体的血液循环，使肢体远端的脉搏显著减弱乃至消失，向坏疽方向发展，直至生命衰竭。

◎ 颈椎挥鞭伤的预防与应急处理

开车和坐车是现代人日常出行的主要方式之一，急刹车大家都不陌生，特别是当汽车奔驰在高速公路上，一个猝不及防的刹车，往往让人不能平衡自己的身体，事后突然出现头晕头痛的症状。如果这种感觉在下车后仍持续存在，甚至有加重迹象，一定要排除颈椎是否遭遇了"挥鞭伤"。

颈椎挥鞭伤是急性颈椎损伤的常见病之一，最常见的病因是车祸追尾，被撞车辆向前移，这样座位带动躯干也向前移，由于头颈相对自由，惯性作用造成头部落后，头颈发生水平移位，导致挥鞭伤的发生。人体的颈椎在脊椎椎骨中体积最小，但活动度大，上端又连接重量和面积相对大的头颅，受到外力冲击时，因甩动有惯性，容易受伤。伤情的轻重程度与甩动的惯性大小密切相关，一般轻则头晕，重者或致高位截瘫，不可不防。

挥鞭伤在司机中最多见。坐车时打盹的乘客遭遇急刹车时，因一时难以调节身体平衡，颈椎易遭受挥鞭伤。玩过山车、漂流、高速水上滑梯等刺激的游乐项目，如果安全意识薄弱、防护不当，也可出现挥鞭伤。建议司机驾车时，除要保持头脑清醒、紧系安全带外，还应在颈部放置头枕，头枕的突出点应与后脑勺保持水平一致；乘客坐车打盹时，不要直挺挺地斜躺在座椅上，最好能侧面靠着座椅，另外"U"型枕在遇到急刹车时也能起到一定的缓冲作用。若遇怀疑遭受颈椎挥鞭伤的患者，应立即让患者取平卧位，保持呼吸通畅，固定颈部，同时拨打急救电话，千万不要随意搬动患者。

◎岔气

肋间肌挫伤，俗称"岔气"，多见于体力劳动者或举重运动员，以青壮年男性居多，临床十分常见。此病若未及时治疗，或治疗不彻底，瘀血散而未尽，气滞而不流畅，则可形成陈旧伤，遗留胸痛，影响患者的日常工作和生活。

肋间肌挫伤多由间接外力所引起，因过度屏气用力，引起胸腔内压骤增，呼吸道内的气体压迫其内在的薄弱环节之处，导致呼吸系统某一部位的损伤或破裂，使胸部气血或经络损伤。其症状是患者突然发生胸部疼痛，痛无定处，或走窜于胸胁背部之间，深呼吸或咳嗽均可使疼痛加剧，动作不利，辗转作痛，甚至腰佝偻不敢直，但无肿胀，亦无固定压痛点。

患有此病者，应避免过度负重，适当休息和活动，鼓励做深呼吸及咳嗽，同时在不引起剧烈疼痛的情况下，多做上肢活动和扩胸活动。功能活动越早越好，目的在于预防胸膜和筋膜等组织的粘连，以免遗留长期胸痛；疼痛严重者，也可采用肋间神经封闭，以减轻疼痛。治疗期间要加强营养，避免感受寒湿之邪。

◎膝关节内外侧副韧带损伤的功能锻炼

很多运动，特别是在篮球、足球这些高强度的跑跳运动中，很容易引发膝关节的各种创伤，其中膝关节内外侧副韧带损伤占很高的发病率。

膝关节内侧副韧带呈扁宽三角形，由前面的纵形纤维和后面的斜形纤维组成。纵形纤维起于股骨内侧髁内侧面的后上方，下行止于鹅掌下的胫骨上端内侧面，斜形纤维又分为后上斜部和后下斜部。

膝关节外侧副韧带是坚固的条索样结构，起自股骨外上髁，止于腓骨头外侧面的中部，其表面髂胫束止点和股二头肌止点相融合，其深部有腘肌腱通过，与外侧半月板不直接相连。

膝关节韧带损伤，以内侧副韧带损伤最多见，多于膝关节轻度屈曲位、小腿骤然外展时发生，如足球、篮球运动，或重力砸于膝关节的外侧，均可致内侧副韧带损伤。外力较轻者，可发生部分纤维断裂；外力严重者，可发生完全断裂，甚至合并前十字韧带断裂或半月板破裂。

外侧副韧带损伤主要为膝内翻暴力所致。伸膝位时，膝关节外侧关节囊、股二头肌腱处于紧张状态，与交叉韧带共同保护膝外侧副韧带，所以膝外侧副韧带损伤少见。

其临床表现，一般都有明显外伤史。受伤时可听到韧带断裂的响声，很快便因剧烈疼痛而不能继续运动或工作，膝部伤侧局部剧痛、肿胀，有时有瘀斑，膝关节不能完全伸直。韧带损伤处压痛明显，内侧副韧带损伤时，压痛点常在股骨内上髁或胫骨内髁的下缘处；外侧韧带损伤时，压痛点在股骨外上髁或腓骨小头处。配合核磁共振检查可确诊。

新鲜内外侧副韧带损伤的处理：

若为部分断裂，将膝置于150°～160°屈曲位，用长腿管形石膏固定（不包括足踝部），1周后可带石膏下地行走，4～6周后去除固定，练习膝关节屈伸活动，注意锻炼股四头肌。

若为完全断裂，应急诊手术修复断裂的韧带，术后用长腿管形石膏固定6周。如合并十字韧带损伤，应先修复十字韧带，再修复侧副韧带；如合并半月板损伤，应先切除损伤的半月板，再修复损伤的韧带。

在恢复期间，要注意功能锻炼，以不引起剧烈疼痛为宜，避免做膝内外翻动作（受伤时的动作）。可以练习扶墙下蹲，屈伸角度要循序渐进，每天增大一点，不要一味求快，造成再次损伤。也可以由别人辅助做屈伸活动锻炼，具体方法：患者仰卧位，辅助者的一手托住腘窝，一手握住脚踝，逐渐加力做屈伸动作，以不引起患者剧烈疼痛为宜，角度每天逐渐增大。固定5周后恢复适当锻炼，可以促进功能恢复，减少后遗症。

◎ 预防髌骨内外侧支持带损伤的方法

髌骨内外侧支持带，是股四头肌在髌骨附着部的延伸，止于胫骨髁，主要起稳定髌骨的作用，当这些韧带受损时，会出现髌骨的滑移甚至脱位。

髌骨内外侧支持带的损伤，好发于运动员。由于各种运动项目的技术特点不同，运动时需使用膝关节周围的不同肌肉，以及产生疲劳的程度不同，容易造成髌骨失稳，脱离正常的运动轨迹。当运动技术需要的力，大于髌骨周围支持带所承受的力时，就会造成髌骨支持带一次或多次的损伤。因此，一些跳跃运动员长期大量的专项训练过多，反复牵拉髌骨，使髌骨受力不匀，会出现髌骨支持带慢性损伤。急性的猛烈跳跃伸膝，或外界的暴力作用，是造成髌骨支持带急性损伤的重要原因。

其主要症状有：膝关节肿胀、疼痛、压痛、叩击痛，在半蹲位（膝关节屈曲 60°～100°）运动、上下楼梯或起跳发力、急停时感膝前疼痛明显，或突然打软，常感膝部酸软乏力，重者平地行走和休息时也疼痛。

X线检查可见髌骨两侧边缘模糊增生或有絮状或块状钙化影。

MRI检查可见韧带周围水肿、出血，韧带无明显撕裂或断裂，韧带周围软组织呈局限性高信号改变，韧带边缘模糊、形态连续。

髌骨支持带损伤不严重时，可行保守治疗，急性期需减少膝关节的活动，尽量减少上下楼梯等活动，多休息。严重者常伴有髌骨的骨折，甚至出现膝关节侧副韧带损伤、十字韧带和半月板损伤。

当髌骨支持带损伤后，可引起髌骨的移位，导致该侧支持带的紧张，加重疼痛。按摩治疗是治疗髌骨内外侧支持带损伤的有效方法，可外擦活络酒（有活血化瘀功效的药油），在膝部及其周围施行按摩、揉、推压、揉捏等手法。随后用拇指尖端对髌骨缘痛点进行刮、掐，力量大小以患者有胀感为度。配合针刺，刺激血海、梁丘、伏兔等穴位效果更佳。

理疗及封闭治疗也能取得较好的疗效。加强下肢肌肉力量，股四头肌绷紧练习、马步桩练习、蹲起及负重蹲起练习等也具有较好的效果。

当损伤严重时往往伴有髌骨的骨折，髌骨骨折不严重时可行保守治疗，主要是限制膝关节的屈伸维持伸膝位，严重的髌骨骨折需手术治疗。手术治疗髌骨骨折要修补好损伤的髌骨支持带，后期才能维持髌骨的稳定性。

其预防措施有：避免剧烈的屈伸膝关节，掌握正确的落地技巧，落地时应以前脚掌先着地，膝关节弯曲，躯干微微向前倾，尽可能避免膝关节侧向或前后动作。切记，在落地时，膝关节不可向内扭曲，尽量减轻冲击力。运动时，使用护膝带保护膝关节以增加其稳定性。

◎只要锻炼，不要损伤——急性踝关节韧带损伤的应对措施

现代人对健康越来越重视，常常参加体育锻炼，锻炼中出现意外在所难免。由于锻炼时，外力常常使关节活动超出正常的生理范围，造成关节周围的韧带拉伤、部分断裂或完全断裂，这些统称为关节韧带损伤。踝关节就是其中最易发生韧带损伤的部位之一。

白领王总平时忙于公司业务，但每周3次打篮球是业余爱好，始终没有放弃。这次在打篮球的时候不慎扭伤踝关节，很快出现局部肿胀、疼痛、压痛等症状，医院拍片未见骨折，又做了核磁共振，发现踝关节韧带部分断裂。医生给王总打了石膏。王总按医生的嘱咐，定期复诊，既休息又适当功能锻炼，

3 周后即正常上班了。

踝关节韧带十分丰富，内侧有三角韧带，外侧有腓距前韧带、腓距后韧带、腓跟韧带，后侧有跟腱，参加体育锻炼，或者走在高低的不平路面时，或上下楼梯时不慎失足，很容易造成急性踝关节韧带损伤，这时首先应立即停止一切活动，卧床休息。用冷水冲损伤部位或用冰块冷敷局部，以达到止血的目的，再去医院进一步检查和治疗。

早期正确处理非常重要，因为韧带组织不易再生恢复，处理不当或误诊，会转成慢性疾病，可能遗留功能障碍，且日后易再次扭伤。对于轻微韧带损伤、不全韧带损伤的患者，通过打石膏使关节制动而治愈，有 10%～20% 的患者需要接受二期手术修补韧带。

建议女性平时尽量不穿高跟鞋，体育锻炼时做好准备工作。当发生踝关节扭伤考虑韧带损伤时，建议给予弹力绷带、支具或石膏托外固定 3～4 周，以防形成踝关节慢性不稳。为了促进关节功能的恢复，应注意动静结合，在没有疼痛感觉的前提下，进行早期活动。基本痊愈后，应加强关节周围肌肉的力量练习，提高关节的相对稳定性。

神经与韧带损伤

运动损伤与慢性炎症

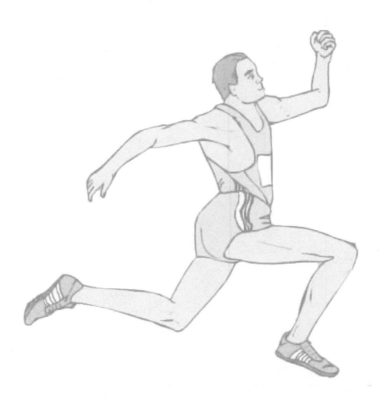

◎运动系统慢性损伤的特点

运动系统由骨组织和软组织组成，约占成人体重的60%，构成了人体的基本轮廓。它们在神经系统的支配下，对人体起着运动、支持和保护的作用。运动系统的慢性损伤是临床常见病损，远较急性损伤多见。无论是骨、关节、肌肉、肌腱、韧带、筋膜、滑囊及其相关的血管、神经等，均可因慢性损伤而受到损害，表现出相应的临床症状。

运动系统的慢性损伤以运动软组织的损伤多见。运动软组织的损伤则是以四肢和腰背为好发部位，以肌肉、筋膜、肌腱、腱鞘、韧带和关节囊损伤最多见，其次是关节软骨、半月板、腕三角软骨盘、肩袖等损伤。运动系统的慢性损伤有其独特的临床特点。

1. 轻度损伤多

轻度损伤是指伤后仍然可以保持基本正常活动、锻炼的损伤。这类损伤发生率高、程度轻，不妨碍普通人的日常生活，但是，往往会严重影响体育运动员的运动训练和运动成绩的提高。因此，对于出现轻度损伤的普通人，只要避免受伤部位的过度负重及过分活动，待症状自行消除后即可；而运动员则应

运动损伤与慢性炎症

81

该对其高度重视，应减少相应部位的专项运动训练量，及时治疗，不仅要消除症状，还应该使自己恢复到伤前的运动水平。

2. 慢性积累成伤

慢性损伤指的是局部过度负荷、多次细微损伤积累而造成的损伤，或由于急性损伤处理不当，长时间受刺激，从而转为慢性损伤。例如，在日常生活中，坐立姿势的长期不正确、操持的家务活过量，以及户外锻炼时运动量安排不当，局部锻炼量过度或负担过大；急性创伤后治疗不及时，伤病未彻底治愈，过早负重活动，导致多次损伤积累。这些因素都会形成慢性损伤，如胫骨疲劳性骨膜炎、髌骨劳损、足球踝、慢性腱鞘炎、第 3 腰椎横突综合征等。

3. 复合伤多

常年从事体力劳动负荷过重，或者保持不正确姿势的工作人员、长期坚持训练的专业运动员等，多见复合伤。比如，搬运工，会同时患有肩周炎和膝关节骨性关节炎；常年在办公室工作者，易同时患有颈椎病和腰椎间盘突出症；运动员，会同时患有关节滑囊炎和半月板磨损等。

4. 复发率高

慢性损伤的复发十分常见，而且是一个严重影响患者日常生活、工作、学习和心理健康的问题。其原因很多，大多与生活中、治疗上不遵循科学规律有关。比如，在损伤发生后，未予以足够重视，未及时正确地诊断、治疗，带伤忍痛继续活动锻炼，势必易引起损伤的加重和反复。

运动系统的慢性损伤，除了多见的运动软组织损伤外，在骨骼系统中，还可见胫腓骨应力性骨折，以及第 2、3 跖骨的疲劳性骨折等。运动系统慢性损伤的致病因素比较复杂，就预防而言，主要需对新伤做出及时正确的处理，并且正确掌握活动度，减少各种组织的劳损，使其尽早恢复。

◎狭窄性腱鞘炎的发病原因

腱鞘是由两层结缔组织膜构成的长管，套在肌腱上。长管的内层，紧贴着肌腱叫脏层，长管的外层叫壁层，两层在两端互相移行。两层的内面光滑，中间的裂隙状腔中有少量滑液，运动时可以减少两层之间的摩擦。脏层与壁层之间有营养肌腱的小血管通过，一般1根腱鞘通过1根肌腱，也有一些腱鞘可通过2根、3根或更多的肌腱。

肌腱是一种条索状、没有弹力的组织。当肌肉收缩时，肌腱就紧张起来，并且拉成直线。当肌腱绕过关节或骨骼的隆起部时，为避免紧张的肌腱滑脱，深筋膜就在这些部位，增厚成环状或宽平的支持带，将肌腱固定。为了减少肌腱通过这些部位的摩擦力，均有腱鞘保护。在日常生活和工作中，由于频繁活动引起过度摩擦，加之某些部位有骨性隆起，或肌腱走行方向发生改变，形成角度，这样就更加大了肌腱和腱鞘之间的机械摩擦力。这种机械性刺激，可使腱鞘在早期发生充血、水肿、渗出等无菌性炎症反应。创伤迁延日久，则慢性纤维结缔组织会发生增生、肥厚、粘连等变化，腱鞘的厚度可由正常时的0.1cm以内，增厚至0.2～0.3cm。由于腱鞘增厚，致使腱鞘狭窄，腱鞘与肌腱之间发生不同程度的粘连，从而成为狭窄性腱鞘炎。

◎狭窄性腱鞘炎的临床表现及手术适应证

狭窄性腱鞘炎的临床表现为：局部疼痛、压痛及关节活动度受限等。常见于手指或拇指屈肌纤维腱鞘起始部、桡骨茎突处拇短伸肌腱及拇长展肌腱的腱鞘。其他如腕部的拇长伸肌、指总伸肌、尺侧腕伸肌、桡侧腕长短伸肌等肌腱也可发病，但较少见。

1. 手指屈肌腱腱鞘炎

手指屈肌腱腱鞘炎又称扳机指或者弹响指。多见于妇女及手工劳动者，如纺织工、木工和打字员，任何手指均可发生，但多发生于拇指、中指及无名指。发病部位在掌骨头相对应的指屈肌腱纤维鞘管的起始部。此处由较厚的环行纤维性腱鞘与掌骨头，构成相对狭窄的纤维性骨管。指屈肌腱通过此处时受到机械性刺激，使摩擦力增大，引起无菌性炎症，腱鞘逐渐形成环形狭窄，指屈肌腱亦变性形成梭形或葫芦形膨大，因而通过困难，造成患指屈伸活动障碍和疼痛。早期仅掌指关节掌侧局限性酸痛，晨起或工作劳累后加重，活动稍受限；逐渐发展，疼痛可向腕部及手指远侧放射。随着腱鞘狭窄和肌腱变性增粗的发展，肌腱滑动时通过越来越困难，手指屈伸时便产生扳机样动作及弹响。严重时，手指不能主动屈曲或交锁在屈曲位不能伸直。

早期或症状较轻的病例，可采用非手术疗法，如理疗及腱鞘内注射类固醇药物等。并减少手部活动，尤其是手指屈伸活动。早期病例，1次注射即可治愈，如未痊愈，间隔1周后再注射1次。非手术治疗无效者，或反复发作、腱鞘已有狭窄者，应采用手术疗法。手术方法是切开腱鞘，解除狭窄部分。

2. 桡骨茎突狭窄性腱鞘炎

桡骨茎突部有一窄而浅的骨沟，上面覆以腕背侧韧带，形成一纤维性鞘管，拇长展肌腱和拇短伸肌腱通过此鞘管后，折成一定角度，分别止于拇指近节指骨和第1掌骨。因此，肌腱滑动时产生较大的摩擦力。当拇指及腕部活动，如洗衣、拧毛巾时，折角加大，从而增加肌腱和鞘管壁的摩擦，久之可发生腱鞘炎。鞘管壁增厚，肌腱局部变粗，逐渐发生狭窄症状。主要表现为桡骨茎突部局限性疼痛，可放射至手、肘或肩臂部，活动腕部及拇指时疼痛加重，有时伸拇受限。

发病早期或症状较轻者，应尽可能减少手部活动，如洗衣、拧毛巾等。症状重者，可于腱鞘内注射类固醇药物，症状多可缓解或消失。经上述治疗无效者，可在局部麻醉下行狭窄腱鞘切开术。手术方法是显露腱鞘后，清除粘连部分即可。

◎ 腱鞘囊肿的好发位置

腱鞘囊肿，是某些组织黏液样变性所形成的囊性肿胀，好发于关节附近，腕背侧最常见。

腱鞘囊肿的发病原因不明，目前多数人认为，其是由于关节囊、韧带、腱鞘上的结缔组织，因局部营养不良，发生退行性病变，从而形成囊肿。部分病例与外伤有关。腱鞘囊肿的囊壁为致密的纤维结缔组织，囊内为无色透明胶冻黏液，囊腔多为单房，也有多房者。囊肿与关节囊或腱鞘密切关联，有人认为囊腔与关节腔或腱鞘滑膜腔相通，有人则认为只是根部相连，并不相通。

腱鞘囊肿可发生于任何年龄，但多见于青年及中年人，女性多于男性。好发于腕背侧舟骨与月骨关节的背面，拇长伸肌腱与指总伸肌腱之间；其次为腕部掌面桡侧，桡侧腕屈肌腱与拇长展肌腱之间。此外，手掌指掌和足背、膝关节两侧和腘窝均可发生。囊肿一般生长较缓慢，也有突然出现者。少数可自然消失，但可复发。部分病例除有局部肿物外，无自觉不适，多数病例有局部胀痛或不适。手掌侧囊肿者，握物时有挤压痛。

检查时可摸到一外形光滑、张力较大的包块，有轻度压痛，有囊样感或波动感。张力大时，包块有时被误认为骨突。腕掌侧或手掌部的腱鞘囊肿，可压迫尺神经和正中神经，出现感觉运动障碍。X 线片无阳性征象，B 超可测量其大小及性质。

◎易复发的腘窝囊肿

腘窝囊肿泛指腘窝内的滑囊炎。这些滑囊位于肌腱与肌腱之间、肌腱与关节囊之间、肌腱与韧带之间，腘窝囊肿约有半数与关节相通。腘窝囊肿又叫"Baker's 囊肿"，是腘窝内滑液囊肿的总称，好发于腓肠肌内侧头的滑膜。

1. 病因

其发病原因不十分清楚，一般认为多因慢性损伤，或膝关节内压力增高，使关节囊在薄弱的地方突出，形成关节疝所致。发病隐袭，囊内为胶样黏液。可分为先天性（原发性）和后天性（继发性）两种。

（1）先天性（原发性）：常见于儿童，膨胀的滑囊起源于关节腔，关节本身并无其他疾病。多为双侧性，但不一定同时发病。切除后有复发倾向。

（2）后天性（继发性）：多见于成年人，可由滑囊本身的疾病（如慢性损伤等）引起，常继发于慢性关节病变。当关节液增多、膝内压增高后，滑液通过活塞般的通道，挤入腘窝内的滑囊而形成。

2. 分型

腘窝囊肿可分为三型。

Ⅰ型：纤维型。常为分叶状，壁较薄，1~2mm，囊壁坚韧，内壁光滑而发亮。

Ⅱ型：壁较厚，2~5mm，囊壁增生，分界不甚清楚，内壁不光滑，可有绒毛形成。

Ⅲ型：壁最厚，发炎的囊壁可增至10mm厚，内壁粗糙，附有纤维性渗出物。

第Ⅱ、Ⅲ型中可见到软骨及骨组织。

3. 临床表现

无明显急性外伤史，可有慢行劳损史，常与膝关节病变有关。腘窝内隐匿性肿胀，隐痛不适。囊肿较大时，可妨碍膝关节的伸屈活动，尤其伸直困难，甚至影响腘窝部的静脉回流，行走不便。

临床检查时，将膝关节伸直，腘窝部可见到有张力性、波动感的肿物，且向深部延伸，大多数位于腘横纹下偏内侧。滑囊与关节相通者，用手按摩挤压囊肿，可将囊内液体挤入关节囊内，肿物消失；放手、伸膝时，囊肿又出现。囊肿的真实体积常比扪诊估计的体积更大。

X线检查造影时，将造影剂（空气或碘剂）注入囊内，可发现滑囊与关节相通，以此则可确诊。常用B超检查。

腘窝囊肿应与半月板囊肿、膝部腱鞘囊肿、腘窝动脉瘤、腘窝动脉囊性变、孤立性骨疣、腘窝静脉曲张等病相鉴别。

4. 治疗方法

（1）非手术治疗：早期，可外敷活血软坚散结的中药膏剂等。如果是骨性关节炎引起的，可以同时贴敷腘窝囊肿和膝关节疼痛处。当滑囊膨胀、肌肉收缩，对滑囊产生刺激，导致滑囊炎经久不愈时，可穿刺抽液，囊内同时注入玻璃酸钠（施沛特）2mg或曲安奈德10mg并加压包扎，卧床休息。

（2）手术治疗：长期存在或反复出现的腘窝囊肿，症状严重者，应予手术切除或关节镜下切除。

腘窝囊肿的穿刺抽吸和开放手术的复发率都较高。穿刺抽吸不能解除腘窝囊肿产生的病因，复发不难理解。开放手术失败的原因，与患者解剖变异、难以正确判断囊肿的开口，术中不能完整切除囊壁等因素有关。

◎常见的滑囊炎

滑囊是结缔组织中的囊状间隙，是由内皮细胞组成的封闭性囊，内壁为滑膜，有少许滑液，少数与关节相通，位于关节附近的骨突与肌腱或肌肉、皮肤之间，是位于人体摩擦频繁或压力较大部位的一种缓冲结构。凡摩擦力或压力较大的地方，都可有滑囊存在。滑囊炎与职业有着密切的关系，如矿工的膝前和肘后易发生滑囊炎。

由于关节周围结构复杂、活动频繁，人体的滑囊多存在于大关节附近，这类滑囊每人均有，称为恒定滑囊；另一类是为了适应生理和病理的需要而继发的，称为继发性滑囊或附加滑囊。

滑囊炎可以由损伤引起，部分是直接暴力损伤，有些是关节屈、伸、外展、外旋等动作过度，经反复、长期、持续地摩擦和压迫，使滑囊劳损导致炎症，滑囊可由磨损而增厚。另外，感染病灶所带的致病菌可引起化脓性滑囊炎，如痛风合并肘关节部位的鹰嘴和膝关节部位的髌前滑囊炎。滑囊炎还可能与肿瘤有关。

滑囊炎为在关节或骨突部位逐渐出现的圆形或椭圆形肿块。随着时间的推移，肿块越长越大并伴有压痛，可能出现关节的部分功能障碍。局部肿块表浅者，可扪及清楚的边界与波动感，皮肤无炎症表现；滑囊位置比较深，不容易触及，有时容易被误认为是实质性肿瘤。如果重要关节部位的滑囊炎未得

运动损伤与慢性炎症

到及时治疗，随着滑囊壁的增厚、粘连，关节滑动度将逐渐减少，晚期可见关节部肌萎缩。

当滑囊受到过分的摩擦和压迫时，滑囊壁会发生炎症反应，滑液分泌增多，使滑囊膨大。急性期囊内积液为血性，以后呈黄色，至慢性期则为黏液。慢性滑囊炎表现为：囊壁水肿、肥厚或纤维化，滑膜增生呈绒毛状，有的囊底或肌腱内有钙质沉着，影响关节功能。人群发病率比较高的滑囊炎有以下几种。

1. 肩峰下滑囊炎

常有肩部活动过多、负荷过大的病史。疼痛、运动受限、局部性压痛为肩峰下滑囊炎的主要症状。

2. 尺骨鹰嘴部滑囊炎

可分急性和慢性。

（1）急性尺骨鹰嘴部滑囊炎：有局部撞伤史。伤后有疼痛、肿胀、局部压痛及波动感，肘部活动正常。应注意与单纯的皮下血肿相鉴别。

（2）慢性尺骨鹰嘴部滑囊炎：在鹰嘴部逐渐形成圆形包块，局部肿胀并不明显，有锐利的压痛，推之可移动。其软硬程度与囊壁增生和积液有关。

3. 肘关节创伤性滑囊炎

有过伸损伤史或劳损史。表现为肘关节过伸痛，活动受限，半屈支撑起痛。肘外侧关节间隙饱满，触之有滑膜肥厚感。

4. 髋部滑囊炎

一般无明显外伤史，患者偶然发现髋部疼痛，跑跳时疼痛加剧，以后滑囊逐渐长大。皮下滑囊发炎时，肿胀尤其明显，可隆起呈丘状。腱下滑囊炎肿胀区多在大转子后方，患者多不能向患侧侧卧，大腿常处于屈曲、外展和外旋姿势。个别患者，疼痛可向大腿后侧放射。

5. 髌下滑囊炎

有膝前受伤史或过度活动史。伸膝活动受限，并有膝过伸疼痛，患者走路时膝关节保持一定的弯曲度。患者可有假绞锁，即因肥厚的脂肪垫，挤在关节缝而引起的卡住感觉。

预防的方法有：

（1）加强劳动保护，养成劳作后用温水洗手的习惯。休息是解决任何关节疼痛的首要方法。如果疼痛的部位在手肘或肩膀，建议将手臂自由地摆动，以缓解疼痛。

（2）有针对性地预防。跪位工作者应预防髌前滑囊炎；瘦弱的老年妇女不宜久坐，以免发生坐骨结节滑囊炎；鞋子不宜过紧，以免引起跟后滑囊炎等。

◎引起肩痛的肩峰下滑囊炎

人们一旦发生肩痛，首先会想到肩周炎。其实，肩峰下滑囊炎也是引起肩痛的常见因素。

肩峰下滑囊，又称三角肌下滑囊，是全身最大的滑囊之一，介于三角肌深面与喙肩弓及肩肱关节外侧面之间。滑囊上为肩峰，下为冈上肌腱止点，由于冈上肌腱与关节囊相融合，可视作滑囊之底。肩关节外展并内旋时，此滑囊随肱骨大结节滑入肩峰的下方，不能被触摸到。肩峰下滑囊有许多突起，以伸入到肩峰下部分的最明显。此囊附着于冈上肌的囊底较小，而游离缘较大，对肩部的运动很有利。因此，肩峰下滑囊对肩关节的运动十分重要，被称为"第二肩关节"。一旦发生滑囊炎，则可引起疼痛，影响活动。

肩峰下滑囊炎多非原发，以继发于邻近组织的病变为多见。常见的病因有劳动过度、慢性劳损、冈上肌腱炎等，也有风湿病所致者。多因该滑囊组织夹于活动频繁、运动范围较大的肩峰与肱骨之间，被长期反复摩擦和挤压损伤而使滑囊产生无菌性炎症，表现为充血、水肿，囊壁增厚，组织纤维变性，相互粘连，妨碍上臂外展和肩关节旋转。常见局部疼痛、运动受限、局部性压痛等症状。

（1）肩部疼痛。疼痛为逐渐加重，夜间较著，运动时加重，尤其在外展和外旋时（挤压滑囊）。疼痛一般位于肩部深处，涉及三角肌的止点等部位，亦可向肩胛部、颈部和手部等处放射。为减轻疼痛，患者常使肩处于内收和内旋位。

（2）压痛点多在肩峰下、肱骨大结节等处，常随肱骨的旋转而移位。当滑囊肿胀和积液时，亦可在肩关节区域或三角肌范围内有压痛。有时可见三角肌前缘突出一个圆形肿块。

（3）X线检查：有些晚期病例，可发现冈上肌钙盐沉着。

急性病例外展功能受限，需要与肩袖破裂相鉴别。方法是用利多卡因封闭后，上臂能主动有力地抬起而无疼痛者，多为肩峰下滑囊炎或肌腱炎；肩袖破裂者，封闭后虽不痛，但不能主动、有力地外展上臂或上臂，下落试验阳性。

耸肩环绕锻炼、肩关节的屈伸及适度的外展活动，有助于预防和治疗肩峰下滑囊炎。

◎ 髌前滑囊炎的注意事项

受外伤或慢性刺激而出现滑液增多、髌前滑囊肿大的临床症状者，称为髌前滑囊炎。

本病有急性、慢性之分，与患者从事的职业有关。髌前遭受碰撞、打击等直接暴力，使髌前滑囊发生急性炎症。运动员多系跪地及髌前被顶撞所致。膝关节剧烈运动，或长时间的摩擦，或压迫刺激可造成慢性滑囊炎，多见于矿工等职业。此外，寒冷、潮湿等刺激，或髌骨周围组织感染病灶的蔓延，也能使滑囊发炎。

急性期有滑囊充血、渗出、水肿等炎性反应。慢性期多有囊壁增厚或钙化、囊内绒毛样增生、囊液变稀且呈淡黄色或棕褐色等慢性炎症病变。

有膝前受撞击或长期膝关节前方跪地工作的历史。主要表现为髌前疼痛与局限性肿胀，髌骨和膝关节活动限制不明显，无全身症状。

检查可见局部有轻度压痛，按压肿块有波动感。患肢做直腿抬高试验时，若肿块的大小和硬度不变，说明肿胀不在关节内，系髌前滑囊炎；若是关节内肿胀，患肢抬高后关节积液因向髌上囊流动而变小。滑囊穿刺可抽得淡红色或棕黄色滑液。

X 线片检查可排除膝关节或髌骨结合及感染性病变。

西医治疗的方法为：对非感染性急慢性滑囊炎，可穿刺抽液后加压包扎，并可向囊中注入泼尼松 25mg 加 1% 普鲁卡因 2mL。对感染性滑囊炎，应适当制动肢体，全身应用抗生素。如已化脓，应尽早切开引流。切开应选在滑囊两侧，可将脓液进行细菌培养和药敏试验。慢性滑囊炎，久治不能好转者，在无手术禁忌证的情况下，可以进行手术切除。

中医治疗的方法，一是药物治疗：创伤性者，治以消肿散瘀止痛，可选用活血祛瘀汤；感染性且局部红肿热痛者，则宜清热解毒，活血止痛，可选用仙方活命饮加活血祛瘀药，如桃仁、红花、田七等，局部可外敷如意金黄散。慢性者则应根据中医辨证论治的原则，分为夹湿或寒湿瘀阻等，以健脾利湿，祛风散寒为主，选用健脾除湿汤加减。二是按摩治疗：宜用轻手法按摩，抚摩、揉、推压患部上下，并在局部用指掐、刮、按压等手法治疗，以达到通筋活络的目的。晚期用重手法按摩，并加用揉、弹拨等手法治疗。三是其他疗法：非感染性滑囊炎者，肿胀不明显时，可加压包扎，适当制动患肢。同时可采用中药熏洗热敷治疗，以促进消散。感染性滑囊炎溃破者，可选用丹药祛腐生肌，排脓长肉。

预防的方法：

（1）加强劳动保护，养成劳作后用温水清洗的习惯。建议将膝自由地摆动，以缓解疼痛。

（2）应尽量减少跪位，如必须跪位应佩戴护膝等。

（3）注意休息：休息是解决任何关节疼痛的首要方法，所以应让关节得到很好的休息。

◎ 不是骨刺引起的跟痛——跟骨滑囊炎

跟骨滑囊炎是指足跟部滑囊的急性或慢性炎症。

足跟部共有三个滑囊：一个位于皮肤与跟腱之间，为跟腱后滑囊；一个位于跟腱与跟骨后上角之间，称跟骨后滑囊；另外一个位于跟骨结节下方，称跟下滑囊。有的是单个滑囊，有的是多个。滑囊炎都与直接压迫、摩擦有关。站立行走、运动量大是跟下滑囊炎的直接原因；而所穿鞋的后帮过硬、过紧、活动量过多是跟骨后滑囊炎的直接原因。

1. 常见病因

（1）骨结构异常突出的部位，长期、持续、反复、集中和力量稍大的摩擦和压迫是产生滑囊炎的主要原因。穿尖而窄的皮鞋易引起跟骨滑囊炎。

（2）滑囊在慢性损伤的基础上，也可因一次较大的外力而加剧炎症、使滑膜小血管破裂，滑液呈血性。

滑囊炎可以由损伤引起，部分是直接暴力损伤，有些是关节屈、伸、外展、外旋等动作过度，经长期反复、持续地摩擦和压迫，使滑囊劳损，导致炎症滑囊因磨损而增厚。

表现为局部皮色正常或潮红，温度略增高，触痛明显。休息时放松跟腱，疼痛减轻。反复发作的慢性患者，有发生跟腱或滑囊钙化或骨化的可能。X 线早期无改变，晚期可有跟骨结节脱钙、囊样变，也可有骨质增生。要注意滑囊突有无增生，压迫跟腱。

早期在足跟的后上方只见到一个小的、轻度变硬、有压痛的红斑，患者常在此处贴上胶布以减轻鞋的压迫。当发炎的滑囊增大时，在跟腱上会出现一个疼痛的红色肿块。根据患者所穿鞋型，有时肿胀会扩展到跟腱的两侧。

2. 处理方法

（1）冰敷。如果关节摸起来很烫，可以使用冰敷的方法。以 10 分钟冰敷、10 分钟休息的方式交替。只要关节仍是热的，就不要用热敷。

（2）冰热交替。假如急性肿痛减弱，且热已消除，就可以用冰热敷交替的方法来治疗，即冰敷 10 分钟后再热敷 10 分钟，如此反复。

（3）外用膏药。中医有"外治之理即内治之理，外治之药即内治之药，所异者，法耳"，"膏药能治百病，无殊汤药，用之得法，其响立应"等说法。中医临床验证，传统黑膏药足跟痛安康膏对跟骨滑囊炎有显著疗效，膏药外敷肤表，特效药物分子直达病灶，可消肿，镇痛，消除多余滑囊积液，达到治疗的目的。

（4）用泡沫橡胶垫或毡垫抬高足跟，除去鞋帮的压迫，为了控制异常的足跟活动，需用鞋矫形器。少部分患者，把鞋帮拉长，或拆开鞋的后跟缝线，可减轻炎症，把垫子放在滑囊周围可减轻压迫。

（5）口服非类固醇抗炎药可暂时减轻症状，浸润注射可溶性皮质类固醇与局部麻醉剂可减轻炎症。若保守治疗无效时，可能需要做跟骨后外侧手术切除。

3. 注意事项

（1）注意卫生，加强劳动保护，养成劳作后用温水洗脚的习惯。

（2）注意休息，休息是解决任何关节疼痛的首要方法，所以应让关节得到很好的休息。

（3）避免油炸、烧烤、过咸、过甜、麻辣、腥腻等食物及烟酒刺激之品。

◎ 髋部的三种常见滑囊炎

髋部滑囊炎是指髋关节周围的滑囊积液、肿胀和炎性反应。髋部周围至少有 13 个滑囊，分布于肌肉、肌腱之间或骨隆突部位。它们是结缔组织形成的闭合性囊腔，内层有内皮细胞分泌滑液，有时可与关节腔相交通。其功能是减少组织间的摩擦力，保护组织免受压迫。临床上以股骨大转子滑囊、坐骨结节滑囊和髂耻滑囊的炎症反应较多见。

一、股骨大转子滑囊炎

股骨大转子部有 2 个重要的滑囊，一个在臀大肌腱膜与大转子外侧之间，称为腱下滑囊或臀大肌转子囊；另一个位于臀大肌上方，股骨大转子和皮肤之间，称为皮下滑囊或大转子皮下囊。在髋关节活动时，2 个滑囊有减轻臀大肌、髂胫束和大转子之间相互摩擦的作用。

1. 病因病理

本病可为一次外伤造成，多因反复磨损所致。在日常生活中，由于髂胫束和股骨大转子长期持续地相互摩擦，大转子部反复遭受撞击等引起该部滑囊发炎。

大转子滑囊损伤后，早期表现为囊壁血管扩张和浆液性渗出增加，滑液分泌旺盛。后期囊壁增厚，滑膜纤维化，内膜细胞发生退行性变，渗出液吸收障碍，导致慢性肿块，内壁纤维粘连。

2. 临床表现

一般无明显受伤史。患者偶然发现髋部疼痛，在跑跳过程中，疼痛加剧。以后滑囊逐渐增大。皮下滑囊发炎时，肿胀尤其明显，可隆起呈丘状。腱下滑囊炎肿胀区多在大转子后方，至转子后凹陷消失。患者多不能向患侧侧卧，大腿常处于屈曲、外展和外旋姿势。个别患者的疼痛可向大腿后侧放射。

3. 诊断要点

（1）髋部外侧方疼痛不适，尤以跑跳或走路多时明显。

（2）患肢常处于屈曲、外展、外旋位，以使臀部肌肉放松减轻疼痛。

（3）大转子部位胀满及其后侧的凹陷消失，局部压痛。严重者可触及囊性感。

（4）被动内旋患肢可引起疼痛，髋关节屈伸活动不受限。

（5）X线检查常为阴性，少数病程长者可见钙化斑。

4. 治疗方法

（1）手法按摩治疗：患者侧卧，患侧在上，术者在大转子后方痛处做抚摩和揉，然后向深处触按，可触及一肿块，用拨按法用力点按肿块数分钟，最后以轻手法结束。急性期者，应减少髋部活动量，局部热敷，或外搽骨友灵、正骨水等。

（2）封闭疗法：以2%普鲁卡因，加醋酸曲安奈德做局部注射，每周1次，3次为一疗程。

（3）手术疗法：非手术治疗无效者，可行股骨大转子滑囊切除术。

二、坐骨结节滑囊炎

坐骨结节滑囊炎是一种常见病，多发于体质瘦弱而久坐工作的中老年人，臀部摩擦、挤压经久劳损而引起局部炎症，故又称"脂肪臀"。儿童可因蹲挫伤引起。

1. 病因病理

坐骨结节滑囊炎发病与长期过久地坐位工作及臀部脂肪组织缺失有关，特别是体质较瘦弱者。由于坐骨结节滑囊长期被压迫和摩擦，囊壁渐渐增厚或纤维化而引起症状。因剧烈活动髋关节，使附着在坐骨结节上的肌腱损伤，牵拉损伤滑囊或肌腱损伤处的疤痕，从而刺激周围滑囊所致。

2. 临床表现

臀尖（坐骨结节部）疼痛，坐时尤甚，严重者不能坐下。但仅局部疼痛，不向他处放射。日久，臀尖部酸胀不适。

3. 诊断

（1）有长期坐位工作史、蹲伤史。

（2）坐在硬板椅上，臀部接触椅面的部位疼痛。在坐骨结节处局麻后，再让患者坐于硬板椅上，无疼痛，即可帮助确诊。

（3）于疼痛部位可扪及边缘较清晰的椭圆形肿块，与坐骨结节粘连在一起，压之疼痛。

（4）做屈膝、屈髋动作时，可因挤压、牵扯滑囊而引起疼痛。

（5）坐骨结节部 X 线检查无异常。

4. 治疗

（1）非手术治疗：急性期患者宜减少坐位时间，或在坐具上加一软垫。肿胀较大时，局部穿刺抽液后注入泼尼松 12.5mg 加 2% 利多卡因 4mL。推拿手法同股骨大转子滑囊炎。

（2）手术治疗：尽量避免手术治疗，但对久治不愈、疑有滑膜瘤者，可行坐骨结节滑囊切除术。

三、髂耻滑囊炎

髂耻滑囊位于髂腰肌深面、髂耻隆起及髋关节前方，与股血管和股神经相邻，是髋部最大的滑囊。髂耻滑囊炎又可称为腰大肌滑囊炎。

1. 病因病理

由于髋关节经常过度屈伸、外旋，如跨栏的后腿过栏动作、体操和舞蹈，以及武术基本功"旁腿""分腿"等动作，使此滑囊反复遭受挤压摩擦，滑囊壁变肥厚，滑囊的内皮细胞变性，不能再吸收液体，形成慢性顽固性肿胀或局部粘连。

此外，感染、化学性刺激、类风湿病变等均可导致该滑囊发炎。

2. 临床表现与诊断

滑囊发炎时，股三角区肿胀、疼痛和压痛，髋关节屈曲或伸直时疼痛加剧。股神经受刺激或压迫时，疼痛放射至大腿前侧及小腿内侧。滑囊过度肿胀时，腹股沟的正常凹陷消失，有波动感。髋关节受累时，则各个方向的运动均受限制且疼痛。

患侧大腿常处于屈曲位，如将其伸直、外展或内旋时，即可引起疼痛。若髋关节同时受累，则向各方向运动时均受限制且疼痛。滑囊过度肿胀时，腹股沟的正常凹陷消失，有时隆起，有波动感，疼痛加重。肿块大小不定，囊性的硬度与囊内压力有关，多数较硬、界限很清楚，少数柔软、界限不清，常因摩擦、加压而出现疼痛加重，休息后多能缓解。

必要时可行穿刺，滑液为淡黄色黏性液体，X 线片有助于诊断和鉴别诊断。

3. 治疗

（1）创伤性、慢性劳损伤性髂耻滑囊炎：急性期应适当休息，减少压力，局部可用理疗、中药热敷，或穿刺抽液后注入醋酸氢化可的松一类药物，可以用中药三妙丸加味内服。局部使用曲安奈德加利多卡因封闭。经反复治疗，效果不理想者，可行滑囊切除术。

（2）感染后化脓性滑囊炎：应用抗生素，早期切开引流，若侵犯髋关节，应同时引流关节腔，可用中药五味消毒饮内服。

（3）结核性滑囊炎：在抗结核药物的控制下，行滑囊摘除术；病变已蔓延至髋关节骨质者，同时行病灶清除术；可内服养阴清热的中药知柏八味丸。

神经与运动损伤必读

◎ 网球肘——不是全因打网球引起

网球肘，因网球运动员易得此病而得名，其实多种活动都可导致网球肘，不是全因打网球引起的。网球肘，即肱骨外上髁炎。

在网球运动中，由于肘关节屈伸活动多、力度大，前臂腕伸肌反复用力，久而久之而致伤。刚开始时表现为做某个动作时，肘外侧感到疼痛，休息后可以缓解，渐渐地疼痛变为持续性，提物时突然出现无力感，使物体脱落。最初医生就是因为看到此病多见于网球运动者，因而称其为网球肘。其实，不仅仅是网球运动员，羽毛球、乒乓球、棒球投球、击剑等运动员，还有从事理发、切菜、砍肉、插秧、手工洗衣、做饭、木工等肘关节活动多的人员，都可诱发网球肘，产生相应症状。有些肘关节活动并不多的人，由于局部受到损伤或受凉等，也可发病。中老年人由于肌腱纤维退变、老化，损伤后往往不能很快恢复，发病率较高。所以，网球肘并非网球运动的"专利"，更不仅仅是网球运动员的职业病。

造成网球肘的原因，主要是手腕伸直的肌腱在抓握东西（如网球拍）时收缩、紧张，过多使用这些肌肉，造成这些肌肉近端的肌腱变性、退化和部分撕裂。研究显示，手肘外侧的手腕伸展肌，特别是桡侧腕短伸肌，在进行手腕伸直及向桡侧用力时，张力十分大，容易出现肌肉筋骨连接处的部分纤维过度拉伸，形成轻微撕裂。因此，玩网球、高尔夫球，或从事需要握拳状态下重复伸腕的工作、肌肉不平衡、柔韧性下降、年龄增大等，都是易得网球肘的危险因素。

◎ 网球肘手术治疗的适应证

对于网球肘的治疗，一般情况下采取保守治疗，主要有局部制动休息、理疗、按摩、口服非甾体类抗炎药物，以及局部封闭治疗。如果是网球肘的晚期或顽固性网球肘，经过正规保守治疗半年至 1 年后，症状仍然严重，影响生活和工作者，可以采取手术治疗。其手术治疗的指征是：

1. 肱骨外上髁部的严重疼痛延续 6 个月以上者。

2. 肱骨外上髁部有严重局部压痛者。

3. 制动休息 2 周，症状缓解不明显者。

4. 制动期间，外上髁局部封闭 2 次，症状缓解不明显者。

手术方法：有微创的关节镜手术和创伤亦不大的开放性手术，目的是清除坏死、不健康的组织，改善或重建局部的血液循环，使肌腱和骨愈合。

◎ 肩痛的另一罪魁祸首——肩峰下撞击征

引起肩痛的疾病有很多，其中一个罪魁祸首就是肩峰下撞击征。

肩峰下撞击征，又叫旋转袖撞击综合征、肩袖损伤，或肩

运动损伤与慢性炎症

103

袖肌腱炎，是由位于肩峰、喙肩韧带和肱骨头之间的软组织，与肩峰、喙肩韧带碰击，造成这些软组织发生无菌性炎症并引起肩痛的一种疾病。

肩峰下撞击征，好发于长期从事需用臂力工作的人员，如举重运动员等。由于肩关节长期超常范围的活动，尤其是外展活动，导致间隙内组织发生磨损，反复地磨损加剧了组织炎症性反应，使间隙内压增高，加重撞击，从而导致疾病的发生。另外，肩峰下骨质增生，导致肩峰下间隙狭窄，间隙内没有足够的空间，容易发生撞击。

其肩痛的特点为：当急性损伤或肩部过度训练后，常会出现肩前方持续性钝痛，有时向三角肌止点放射。慢性患者仅觉肩部不适，在肩关节活动时突然出现剧痛。

◎ 跟痛症的常见原因

跟痛症是足跟部周围疼痛疾病的总称，好发于 40～60 岁的中老年人。这是一种因跟骨足底面附着的肌肉、韧带，随力量的不均衡，使骨膜受到牵拉，而引起的骨科疾病。有许多原因都可以引起跟痛，主要有以下几方面。

（1）跟骨骨刺：多见于老年患者，X 线片可发现跟骨结节处有大小不一的骨刺形成。但是临床上发现，骨刺不是导致疼痛的直接原因，只是隆起的骨刺，更容易使局部组织受到摩擦、劳损，产生无菌性炎症。其足跟疼痛的程度与局部炎症反应的轻重有关，而与骨刺的大小无直接关系，少数患者因骨刺引起疼痛，可能和骨刺的方向有关。

（2）足底跖腱膜炎：足底跖腱膜是足底维持正常足弓、缓冲震荡、加强弹跳力的腱性组织。长时间行走、过度负重，都会引起跖腱膜的劳损，导致局部无菌性炎症，从而出现足跟下及足心痛。表现为足底有胀裂感，有固定的压痛点。

（3）足底脂肪垫萎缩：足底脂肪垫有缓冲震荡、防止摩擦的作用，老年人本身的足底脂肪垫出现不同程度的萎缩，这种作用会相应减弱，使得局部更容易受到损伤而出现疼痛。

（4）跟垫痛：常见于老年人。跟垫是跟骨下方由纤维组织间隔，以脂肪组织及弹力纤维形成的弹性衬垫。青年时期，跟垫弹力强，可以吸收振荡。老年时，跟垫弹力下降，跟骨在无衬垫的情况下承担体重，严重时可形成瘢痕及钙质沉积，引起足跟痛。跟垫痛与跖筋膜炎不同，其在整个足跟下方都有压痛。

（5）跟骨后滑囊炎：最易发生于跟腱与皮肤之间的滑囊，由不合适的高跟皮鞋摩擦损伤引起。滑囊壁可变肥厚，囊内充满滑液，局部肿胀，并有压痛。

（6）跟骨骨突炎：常发生于 8 ~ 12 岁的男孩。病变与小腿胫骨结节骨突炎相似，是在发育过程中，未愈合的骨骺受肌腱牵拉引起的症状，疼痛在跟腱附着点下方，可双侧同时发病。跑步与足尖站立可使症状加重。骨骺愈合后症状自然消失。

（7）跟骨内压增高：跟骨位于人体的最低处，主要由海绵样的松质骨构成，髓腔内静脉窦很大，受重力的影响，动脉血易于注入而静脉血回流困难，易形成跟骨内高压，从而引起疼痛。

　　除以上原因外，此病与年龄和性别也有一定的关系，多见于中年以上的男性肥胖者。此外，如急性创伤之后，跟骨骨折畸形愈合后遗足跟疼，以及跟骨骨质疏松症患者跟骨痛的发生率也很高。

◎ 跖痛原因知多少

　　人在步行时，前足底部站立后期，和脚趾离地时跖骨所受压力最大，约是体重的 4 倍。如果此处解剖构造异常，或过度步行，容易造成跖痛，尤其在穿着不合脚的鞋子，又快速行走于坚硬路面之时。足部解剖构造异常，包括中老年足部肌肉容易松弛，造成横弓变平，此外体重增加、脂肪垫萎缩、跖趾关节炎等原因，皆能诱发跖痛症。中足底部痛，常见于扁平足，因距骨下降压迫弹簧韧带导致；后足底部痛，常见于足跟内侧滑膜炎等。具体可分为：

　　1. 各种原因引起前足生物力学改变

　　（1）各种踇趾病变，引起踇趾负重能力降低，使负重向外侧足趾转移，如踇外翻、踇僵硬、第 1 跖趾关节炎等。

　　（2）中间 3 个跖骨活动度较少，比较稳定，如果足的内外侧柱过度活动，将使中间跖骨承受应力增加。

　　（3）各种原因引起的足趾锤状趾等畸形，使近节趾骨背伸，向跖侧挤压跖骨头，使跖骨承受较大应力，如高跟鞋症候群等。

（4）跟腱或腓肠肌腱挛缩，使足在步态推进时，不能足够地背伸，前足将承受更大应力。

2. 解剖结构变异或改变

（1）第 1 跖骨先天性过度短缩、横弓下塌，被称为 Morton 综合征（松弛型跖痛症）。姆趾负重能力较低，第 1 跖骨头过度负重，应力向外侧足趾转移，压迫第 1～2 跖骨头间的第 1 跖神经，引起跖痛症。

（2）第 2 跖骨先天性过长。在步态推进期，过长的第 2 跖骨成为"杠杆"，承受较大应力。

（3）高弓足。僵硬的足结构，使足不能很好地吸收、缓冲应力。跖骨头常成为应力的集中点。

（4）先前的创伤或手术，过度短缩或抬高了第 1 跖骨。

（5）中间跖骨的降低，如骨折或跖骨头病变的增生。

3. 跖趾关节炎症

（1）类风湿关节炎：滑膜病变可损伤关节周围的韧带和肌腱，类风湿关节炎晚期跖趾关节常出现背侧脱位，跖骨头突向跖侧，引起疼痛。

（2）其他原因引起的滑膜炎。

（3）跖趾关节骨性关节炎。

4. 损伤

（1）跖骨头软骨损伤。

（2）跖骨头缺血性坏死。

（3）跖趾关节不稳定。

5. 其他原因

尚有趾间神经瘤，因趾总神经受到挤压，引起跖骨头周围的疼痛；跖骨疲劳骨折及皮肤过度角化症等原因。

为此，我们一定要注意穿合适的鞋，行走步态正确，以防止发生跖痛。

◎认识周围神经卡压综合征

周围神经卡压综合征，属骨－纤维管、纤维室压迫综合征之一，为周围神经行经某部骨纤维管时，神经或纤维缘受到压迫，或慢性损伤引起炎性反应，产生神经功能异常症状的一种疾病。本病为缓慢进行性疾病，很少自愈，一般需手术切开骨－纤维通道，使神经得以减压松解，方能解除或减轻症状。

其临床表现有：

（1）疼痛和感觉异常：发生在神经节支配的部位。

（2）夜间加重，又称休息痛。

（3）疼痛可向近侧和远侧同时放射，需与双重卡压鉴别。

（4）肌肉萎缩、无力，运动不协调。

（5）交感神经受累征：表现为温度、颜色、发汗及营养障碍。

（6）卡压点的局限性压痛、放射痛。

（7）Tinel 征，在卡压点轻叩即可出现疼痛并有发麻感。神经根病的肌电图可显示纤维震颤和去神经电势，一般无传导速度减慢。周围神经受累可有传导速度减慢和远端潜伏期减慢。X 线平片仅能发现骨质增生和陈旧损伤征象。

常见的各部位神经卡压综合征有：腕管综合征、腕部尺管综合征、旋前圆肌综合征、骨间前侧神经卡压综合征、桡管综合征、肘部尺管综合征、肩胛上神经卡压综合征、梨状肌综合征、股外侧皮神经卡压综合征、腓神经卡压综合征、跗管综合征、趾底总神经卡压综合征。

◎神经、血管同时受累的胸廓出口综合征

胸廓出口综合征，是指臂丛神经与锁骨下动脉、静脉在胸腔上口受压产生的一组症候群。分为神经受压和血管受压两类，神经受压的症状较为多见，也有神经和血管同时受压者，包括颈肋综合征、前斜角肌综合征、胸小肌综合征、肋锁综合征及肩过度外展综合征等。

胸廓出口综合征，常见的病因有：

（1）先天性异常：如第7颈椎横突过长、前斜角肌肥厚。

（2）外伤。

（3）前斜角肌痉挛。

（4）慢性劳损：可见于乒乓球、仰泳等运动员，或弯腰提物及抬举重物的工人。

（5）肩部下垂。

胸廓出口综合征的临床表现有：

（1）神经受压症状：疼痛、感觉异常与麻木，常位于手指和手的尺神经分布区，也可在上肢、肩胛带和同侧肩背部疼痛并向上肢放射，晚期有感觉消失，运动无力，鱼际肌和骨间肌萎缩，患手的精细协调动作不灵活，4～5指伸肌麻痹形成

爪形手等。

（2）血管受压症状：①动脉受压：手臂或手的缺血性疼痛、麻木、疲劳、感觉异常、发凉和无力，受压动脉远端扩张形成血栓，使远端缺血；②静脉受压：疼痛、肿胀、酸痛、远端肿胀。

（3）运动障碍：患肢在出现血管和神经症状的同时，常有疲劳感，以及握拳无力、持物易落等症状。

胸廓出口综合征患者可在医生的指导下进行功能锻炼，增强肌力，避免肩下垂，从而恢复正常锁肋间隙，减少或消除其对神经血管的压迫。平时配合推拿手法，局部封闭治疗效果较好。如果压迫症状较重，可进行手术以缓解症状。

◎ 哪些人易患颈肋综合征

颈肋综合征是指胸廓上口出口处，由于某种原因导致臂丛神经、锁骨下动静脉受压迫，产生一系列上肢血管、神经症状的总称。

劲肋综合征多见于中年人，尤其是40岁以上的女性，这是因为女性肌肉力量弱，25岁以后肩胛带下垂较男性多的缘故。肩胛带的下垂可致臂丛紧张，肋骨及锁骨间隙变窄，臂丛受到刺激更使前斜角肌痉挛和肥厚，将第1肋骨上提，因而使得胸廓出口更为狭窄，出现颈肋综合征。

其临床表现主要有：颈部不适、强硬、颈肩痛，同时可放射到肘关节、前臂尺侧、手的无名指及小指，疼痛伴有麻木，白天疼痛厉害，休息时则有所缓解。抬高上肢时，疼痛消失或减轻，向下牵拉上肢则疼痛加剧。抬肘工作时容易疲劳，手无力、不自觉丢落持物。手部出现反复肿胀、寒冷、苍白、发绀或麻木刺痛，则为血管受累的表现，极严重者可发生手指的坏疽。

◎ 先天造成的肋锁综合征

锁骨与第 1 肋骨之间，在解剖上有一个弱点，它们的间隙较小，其间有通至上肢的神经血管束。如果锁骨或者第 1 肋骨有形态上的异常改变，会使锁肋间隙进一步变小，压迫其间的神经血管束，从而产生临床症状，称之为肋锁综合征。职业油漆工易患此病。

引起肋锁综合征的常见原因有：

（1）第 1 肋骨及锁骨先天性畸形。

（2）因第 1 肋骨或锁骨骨折后的畸形愈合或发育异常。

（3）由于锁骨下肌肥大，使三角肌间隙缩小，出现臂丛神经和锁骨下动脉受到挤压而出现症状。

（4）长期患慢性疾病，使肩部肌肉萎缩，肩胛带下垂，导致肋锁间隙变小。

此病可以缓慢发生，也可以急性发作，其临床表现有：

（1）神经受压：颈肩部疼痛与不适感，同侧上肢有放射性麻木、麻刺感，特别表现在前臂和手的内侧。

（2）血管受压：手部感到间歇性疼痛、肿胀、发凉，皮肤干燥、发绀，桡动脉搏动减少。

上述症状与神经根型颈椎病很相似，应注意区别。

本病保守治疗效果良好，局部注射麻醉剂可明显缓解症状。在经保守治疗无效，临床症状严重，存在感觉减退，肌肉无力或有肌肉萎缩等神经损伤体征，并呈加重趋势时，则应尽早进行手术治疗，以松解受压迫的血管和神经。

◎正中神经受压的腕管综合征

腕管综合征，又称迟发性正中神经麻痹，是由于腕管内压增高，压住了管中的正中神经，引起感觉、运动和自主神经障碍而出现一系列症状、体征的疾病。

最常见的原因是手和腕长期过度使用，引起慢性损伤，腕横韧带及内容肌腱均可发生慢性损伤性炎症，使管腔变狭窄；其次，腕部急性损伤，如桡骨远端骨折、月骨脱位等，均可引起正中神经急性或继发受压；某些全身疾病，也可通过腕管内容物增大，引起自发性正中神经损害。

本病的好发年龄为 30～60 岁，女性为男性的 5 倍，一般为单侧发病，也可双侧。起病缓慢，初期常表现为指端的感觉障碍，常入睡数小时后，出现麻木或烧灼痛而致痛醒，活动后缓解。一部分患者的手腕关节如果极度屈曲，腕管内压增高，60 秒后手的感觉异常可加重。其典型表现为：正中神经支配区，即腕部、手掌面、拇指、食指、中指，出现疼痛、麻木、发胀，或伴有手部动作不灵活、无力等；疼痛症状在夜间或清晨加重，可放射至肘、肩部，白天活动及甩手后减轻；上述部位的皮肤感觉迟钝、过敏。大鱼际可有萎缩，拇指笨拙无力。叩击腕部可出现 Tinel 征。

1. 非手术治疗

（1）手法治疗：主要采用揉捏和推压手法，当有粘连时可配合拨法。

（2）固定方法：根据病情可采用夹板或托板将前臂与腕部固定于中立位，观察 1~2 周，如症状缓解可解除固定。

（3）练功方法：固定 24 小时后若疼痛减轻，可在有外固定的情况下练习各指伸屈活动，3~5 天后练习腕伸屈及前臂旋转活动。

（4）药物治疗：可以采用中药内服及外敷的方法，以舒筋活络的药物为主；或于腕管内注射皮质激素。

（5）针灸治疗：可以缓解局部症状。

2. 手术治疗

经非手术治疗无效者，或怀疑腕管内有新生物压迫，或陈旧性腕部骨折脱位所致腕管综合征者，可行手术或内窥镜减压等治疗。

◎压迫尺神经的腕尺管综合征

小小的腕部结构却很复杂，因为要满足其功能的需要。腕部有许多管道，有如城市建设中铺设的地下管道，管道中有重要的血管、神经通过，腕部尺管就是其中之一。

腕部尺管的截面为三角形,前壁为浅腕横韧带,后壁为深腕横韧带,内侧壁为豌豆骨及豆钩韧带,其中有尺神经和尺动静脉通过。当尺神经受压时,会引起一系列的症状和体征,称为腕尺管综合征,多见于中年男性。

在引起腕尺管综合征的病因中,绝大多数为职业性因素,且往往有反复多次创伤史,如经常握持把柄的劳动者。其中腱鞘囊肿最多见,占 28.7%,慢性损伤占 23.5%,挫伤占 10.3%,其他尚有创伤性神经炎等因素。

本病的临床表现,随尺神经受压平面的不同而不同,可分为 7 种类型:

(1)除小鱼际肌外,其他尺神经支配的手内在肌无力或瘫痪。

(2)尺神经支配的所有内在肌无力或瘫痪。

(3)单纯掌侧一个半手指感觉障碍。

(4)感觉和运动均受累。

(5)除小鱼际外的运动和感觉均受累。

(6)除小指屈肌以外的所有尺神经支配的手内在肌瘫痪。

(7)拇收肌和第 1 骨间背侧肌肉瘫痪。

对于感觉障碍较轻的腕尺管综合征,可采取保守治疗,采用局部封闭和口服营养神经类药物;对有职业性创伤史的患者,及腕骨骨折经 8 周左右治疗、症状仍无明显改善者,建议进行手术治疗。

◎ 长期屈肘引起的肘管综合征

肘管综合征，由尺神经在肘部尺管组成的骨纤维通道内受卡压所致。多见于中年人，尤以屈肘工作者多见，如经常操作键盘者、乐器演奏者、投掷运动员，以及枕肘睡眠者。

任何使肘管容积绝对或相对减小的因素，均可引起尺神经的卡压，常见的病因有：

（1）慢性损伤。

（2）肘关节风湿或类风湿关节炎。

（3）肿块：如腱鞘囊肿、脂肪瘤等，但较少见。

（4）先天性因素。

（5）其他：长期屈肘工作、医源性因素引起的卡压等。

其临床表现为：患者可因尺神经卡压的轻重及病程的长短不同，表现为疼痛和一系列尺神经功能受损的症状。疼痛位于肘内侧，亦可放射至无名指、小指或上臂内侧，疼痛的性质为酸痛或刺痛。感觉症状先表现为无名指、小指的刺痛、烧灼感，随后有感觉减退，最终发展到感觉丧失。运动症状有手部活动不灵活，抓捏无力，手内在肌及小鱼际肌萎缩，形成爪形手。

保守治疗适用于患病的早期、症状较轻者。具体方法：可调整臂部的姿势，防止肘关节长时间过度屈曲，避免枕肘睡眠，带护肘。必要时可以服用药物缓解疼痛和麻木。当症状较重时，一经诊断及早行手术探查，松解尺神经的压迫。

◎肩胛肋骨综合征的应对方法

肩胛肋骨综合征是肩胛部纤维肌病所引起的肩胛部酸痛、放射痛的疾病。因为肩胛胸壁滑囊和软组织对挤压和摩擦比较敏感，常可因为姿势、习惯性或者职业性劳损，导致病理性改变，出现疼痛等症状，多见于伏案工作者。

临床表现为：初发者多仅见肩胛部酸痛，重者可出现放射痛，可放射至颈部、枕部和头部；也可以沿上臂后侧放射至前臂、腕部和手部；还可以环绕胸壁沿第4、5肋间神经放射。

处理方法：一是局部休息，避免提、抬、牵重物及耸肩动作，或用"8"字绷带固定，消除肌肉紧张、缓解痉挛；二是采用推拿、按摩或针灸治疗，促进局部血液循环，加速瘀血吸收，改善组织代谢，还可以解除粘连和理顺筋络；三是药物治疗，可用活血通络的中药，还可采用局部封闭的方法，缓解肌肉痉挛，消除水肿和无菌性炎症等。

◎跗管内易受压的胫后神经

跗管是位于踝关节内侧的骨性纤维管，是小腿后部和足底部深蜂窝组织间隙之间，骨与纤维组织形成的一条通道。该管内由前向后排列着胫后肌腱、趾长屈肌腱、胫后神经、胫后动静脉等，胫后神经在其中易受到压迫，而产生一系列的足部症状，即跗管综合征。

胫后神经在跗管内容易受到压迫，常见的病因有：

（1）先天性因素：如跟骨外翻畸形、扁平足等，都可使跗管的实用容积减小，从而引起胫后神经受压。

（2）跟骨及踝部骨折复位不良、畸形愈合，亦可使跗管容积减小。另外，跗管的基底部不光滑，可产生压迫、摩擦而伤及胫神经。

（3）慢性损伤：如从事强体力劳动者、长跑运动员以及踝关节频繁高强度跖屈背伸者。这些人肌腱滑动增多，摩擦增强，使跗管内肌腱肿胀，跗管内腔相对狭窄而压力增加，可压迫胫神经并影响其血供，产生神经功能障碍。另外，类风湿关节炎、老年骨关节病等患者皆可形成骨赘，骨赘突入跗管亦可使胫后神经受压。

（4）跗管内部因素：如腱鞘囊肿、脂肪瘤、曲张的静脉，都可引起胫后神经受压。

（5）其他：如甲状腺功能低下、妊娠、大隐静脉及小隐静脉曲张等因素。

◎ 跗管综合征的预后

跗管综合征，又称踝管综合征或跖管综合征。是指跗管相对狭窄，胫后神经受压迫，引起足跟内侧及足底麻木等症状的一种综合病症，常见于跑跳过多的运动员。

跗管综合征在临床上发病率并不高，多数在踝关节损坏时同时发生，也有少数是在患者体重超重，或者长时间行走后逐渐形成。其损伤特点为：

（1）急性患者一般在踝部损伤1周后起病，常在夜间疼痛，患者无法入睡，白天行走时初起疼痛重，行走一段后疼痛可减轻。

（2）慢性患者从轻微不适感，到疼痛逐渐加重前来就诊，一般都在1个月以上。慢性患者需要针对病因进行治疗。

目前常采用非手术治疗，包括中药熏洗及内服、推拿、封闭疗法和针刀疗法。在非手术治疗无效且症状严重时，可采取手术治疗。

中药熏洗及内服，适合慢性患者，能舒经活络，疗效较慢，时间较长，副作用小。推拿手法治疗，能改善组织循环，消除炎性病变，促进组织吸收，降低跖管压力，缓解疼痛麻木的症状，一般都能取得满意的疗效。封闭疗法是把药物直接注射到跖管组织中，起到直接的消炎、镇痛、解除粘连的作用。针刀疗法，具有安全性高、疗效好、损伤小、复发率低等优点，是一种行之有效的治疗方法。

手术治疗费用高、创伤大，术后易发生粘连。

平时的注意事项有：减轻体重，减少长时间行走，选择鞋帮高度适中的鞋子，避免卡住跖管，减少对跖管的反复摩擦。同时，每天用热水洗脚，揉搓内外踝和后脚跟等部位，防止踝关节扭伤，根治腱鞘炎等，如此，可以达到预防跖管综合征的目的。

如何判断预后：

（1）肌力弱、肌肉明显萎缩者，说明神经损害严重，恢复的可能性较小。

（2）神经受压程度重且时间较久者，神经损害重，预后不良。

（3）肌电图检查显示，胫后神经传导速度测试时间延长者，预后不良。

◎桡管综合征的预防

桡管综合征的患者以 40～60 岁较多见，男女发病比例相当，发病前无明显创伤病史，症状逐渐出现。此病可由多种病因引起，但多数患者是以前臂重复性、慢性损伤为主。因此，对于易发生此病的手工劳动者，以及需反复用力旋转前臂的运动员，尤其需要注意。

前臂劳动强度大时，应注意劳动期间的休息，防止桡管内的桡神经深支持续性受压。另外，在劳动前及劳动后放松前臂，有助于减少桡管综合征的发生。已经患有此病的患者，经过治疗后如症状缓解，要注意防止复发，避免长时间从事前臂劳动强度大的活动。因外伤所致骨折、脱位的患者，如果有伸指、伸拇无力的表现，要及时到医院检查，及时治疗可获得良好疗效。

◎ 与睡觉密不可分的病——落枕

落枕，又称"失枕"，医学上称为颈肩部肌肉筋膜炎，是一种常见病，好发于青壮年，以冬春季多见。落枕的常见发病经过是：入睡前并无任何症状，晨起后即感到项背部明显酸痛，颈部活动受限。这说明该病起于睡眠之后，与睡枕及睡眠姿势有密切关系。

落枕在广东地区被称为"训矮颈"，病因主要有两个方面：一是肌肉扭伤，如夜间睡眠姿势不良，头颈长时间处于过度偏转的位置；或睡眠时枕头不合适，过高、过低或过硬，使头颈处于过伸或过屈状态，引起颈部一侧的肌肉紧张，颈椎小关节扭错时间较长，即可发生静力性损伤，引起局部疼痛不适、动作明显受限等症状。二是感受风寒，如睡眠时受寒，盛夏贪凉，颈背部气血凝滞，筋络痹阻，以致僵硬疼痛，动作不利。三是某些颈部外伤，也可导致肌肉保护性收缩以及关节扭挫，再加上睡眠时颈部姿势不适，也可导致本病。四是素有颈椎病等颈肩部筋伤者，稍感风寒或睡姿不良，即可引发本病，甚至可反复落枕。

治疗落枕的方法很多，手法理筋、针灸、药物、热敷等均有良好的效果，尤以按摩理筋法为佳，同时可配合外用药物治疗，如膏药、药膏等。膏药多外贴颈部痛处，每天更换 1 次，止痛效果较理想，但患者自感贴膏后颈部活动受到一定限制，需注意的是某些膏药中含有辛香走窜、动血滑胎之药，故孕妇忌用。可选用按摩乳、青鹏软膏等药膏，擦揉痛处，每天 2～3 次，有一定效果。落枕只要及时采取治疗措施，症状是可以很快消失的。本病虽起病较急，但若经过正确的治疗，病程也很短，1 周以内多能痊愈；有时不经特殊治疗也可自愈，但复发机会较多。落枕反复发作或长时间不愈，应考虑是否存在颈椎病，应找专科医生检查，以便及早发现，及早治疗。

人生三分之一的时间是在床上度过的，枕头的高低、软硬对颈椎有直接影响。最佳的枕头应该是能支撑颈椎的生理曲线，并保持颈椎的平直。枕头要有弹性且稳定，枕芯以热压缩海绵为宜。喜欢仰卧者，枕头的高度以 8cm 左右为宜；喜欢侧卧者，高度以 10cm 为宜。仰卧位时，枕头的下缘最好垫在肩胛骨的上缘，不能使颈部脱空。其实，枕头的真正名字应该叫"枕颈"。枕头不合适，常造成落枕，反复落枕往往是颈椎病的先兆，要及时诊治；另外要注意的是枕席，枕席以草编为佳，竹席一则太凉、二则太硬，有些人要慎用。

◎痛在胸背正中的胸椎棘上韧带炎

胸椎棘上韧带炎，又称韧带骨膜炎。棘上韧带位于棘突之上，将相邻两棘突连接在一起，因韧带位置较浅，活动时易受到牵拉而损伤。

棘上韧带有限制脊柱过度前屈的作用，脊柱向前弯曲到一定程度，骶棘肌即完全松弛，此时完全由韧带维持脊柱的姿势，足见韧带牵张拉力之大。当弯腰劳动时，脊柱呈前屈状，

运动损伤与慢性炎症

棘上韧带处于外层皮下，且被拉紧，极易遭外力的直接损伤。如长期弯腰，棘上韧带受到劳损，久之发生部分断裂，可出现局部出血、肿胀和疼痛。

胸椎棘上韧带炎是一种独立的疾病，但有时与其他腰背痛并发，或继发于胸背肌肉筋膜炎，因此，在检查时应特别注意。患者常有搬物扭伤或长期劳损史，疼痛位于脊柱正中线，轻者酸痛，重者呈撕裂样或刀割样疼痛，劳累后加重，休息后减轻。棘上韧带损伤时，疼痛点常固定在 1 ~ 2 个棘突上，棘突上有明显压痛，弯腰会使疼痛加重。

此症必须与棘突骨骺炎及撕脱骨折相鉴别。X 线检查：骨骺炎有骨骺无菌性坏死。骨折多有急性外伤史，拍片可见明显的骨折线影。另外，有一些内脏疾病，如盆腔炎或胃肠道疾病，也可以在棘突部有反射痛，应予以鉴别。

由于本病系脊柱屈伸劳损所致，因而治疗时首先应控制脊柱屈伸的运动量，再用宽皮带束腰保护，防止局部再伤。局部泼尼松及利多卡因封闭对疾病早期有效，晚期较顽固的病例可考虑手术治疗。

◎治疗肩袖损伤的新武器——关节镜

肩袖是覆盖于肩关节前、上、后方之肩胛下肌、冈上肌、冈下肌、小圆肌等肌腱组织的总称。肩袖损伤患者多见于 40 岁以上，特别是重体力劳动者。伤前肩部无症状，伤后肩部有一时性疼痛，隔日疼痛加剧，一般持续 4 ~ 7 天。患者不能自主使用患肩，当上臂伸直，肩关节内旋、外展时，大结节与肩峰间压痛明显。肩袖完全断裂时，因丧失其对肱骨头的稳定作用，将严重影响肩关节的外展功能。肩袖部分撕裂时，患者仍能外展上臂，但有60°~120°的疼痛弧。

创伤是年轻人肩袖损伤的主要原因，当跌倒时手外展着地，或手持重物，肩关节突然外展上举而扭伤，造成肩袖损伤。中老年患者的肩袖组织因长期遭受肩峰下撞击、磨损而发生退行性变。当上肢前伸时，肱骨头向前撞击肩峰与喙肩韧带，引起冈上肌腱损伤。慢性刺激可以引起肩峰下滑囊炎和无菌性炎症。急性的暴力损伤可以导致旋转带断裂。

如果损伤较重、肩袖完全撕裂，或经保守治疗3~6个月效果不好者，需行手术治疗。随着关节镜技术的发展，肩袖损伤的手术治疗，大部分在关节镜下微创进行，效果较好。部分巨大撕裂者，可行小切口，开放修补损伤的肩袖。

预防肩袖损伤：运动前应先做好充分地准备活动，尤其是运动员；不要做易引起关节扭伤的动作；一旦受损，用运动绷带包裹于受伤部位，早期可用冷敷，如无冰袋，可用冷冻蔬菜袋代替；补充维生素有益于肌腱炎的愈合。

◎ "五十肩"的自我运动疗法

肩周炎是肩关节周围炎症的简称，由于本病常见于50岁左右的人群，故又称之为"五十肩"，该病的发生与肩关节的生理特点有很大关系。肩关节是人体全身各关节中活动范围最大的，其关节囊较松弛，关节的稳定性大部分靠关节周围的肌肉、韧带和肌腱的力量来维持。由于肌腱本身的血液供应较差，而且随着年龄的增长易发生退行性变，加之肩关节在生活中活动频繁，周围软组织经常受到来自各方面的摩擦挤压，易发生慢性劳损，形成肩关节周围组织炎症。

目前，对肩周炎主要是保守治疗，包括口服消炎镇痛药、物理治疗、痛点局部封闭、推拿等疗法，但是，肩关节的自我运动疗法，对于改善症状、减轻病情及减少发病，有积极作用，常用的锻炼方法有如下 6 种。

（1）划圆圈运动：两臂分别由前向后、由后向前，呈顺时针或逆时针方向划圆圈，幅度由小到大，尽可能地达到最大范围，反复做 50～100 次。

（2）爬墙锻炼：患侧手指接触墙壁，逐渐将手向上移至最高点，然后慢慢放下来，反复做 10～20 次，包括面向墙壁的爬墙锻炼和侧对墙壁的爬墙锻炼。

（3）冲天炮：立位或坐位均可，两手互握拳，先放在头顶上方，然后逐渐伸直两臂使两手向头顶上方伸展，直到最大限度，反复做 30～50 次。

（4）展翅：站立，两脚同肩宽，两臂伸直向两侧抬起（外展）与身体成 90°，两臂展开后停 5～10 秒钟后缓缓放下，每天做 30～50 次。

（5）摸颈：坐位或立位均可，两手交替摸颈部后方，每天 2 次，每次 50～100 下。

（6）耸肩：坐位或立位，两肩耸立，幅度由弱到强，每天 2 次，每次 50～100 下。

肩周炎的形成，是一个较长的过程，要获得满意效果，也同样需要一定的时间。运动方法在较短时间可能无明显的疗效，但只要长期坚持，效果一定会显现。

◎痛在肩前的肱二头肌腱鞘炎

肱二头肌腱鞘炎，是指肱二头肌长头肌腱的一部分，在肩关节活动时，长期遭受磨损，发生退行性变、粘连，使肌腱滑动功能发生障碍的病症。本病多见于40岁以上人群，一般无明显诱因。发病初期，肩部有重压感、疲劳及不适感，继之出现疼痛，疼痛主要位于肩关节前面，可向上臂及前臂放射，夜间或活动后疼痛加重。后期出现运动限制，由外旋受限，发展到后伸、内收及上举受限。

应对方法：首先应避免过度使用肩关节，疼痛较重者，可用三角巾悬吊前臂加以保护，2~3周后，去除三角巾开始日常活动。可口服非甾体类消炎镇痛药以减轻疼痛症状，局部理疗或热敷有助于消退炎症，同时可配合以下锻炼方法：

（1）肩部自动活动：弯腰使患肢放松下垂，做肩部摆动运动，每天多次。

（2）爬墙运动：患手顺墙向上活动，逐步恢复肩部外展。

（3）两手分别拉住装在墙上的滑轮绳子两端，上下来回滑动，以恢复肩部外展活动。

（4）采用揉、拿、捏、搓、颤抖等手法和其他方法，被动活动肩关节，改善局部血液供应，促进功能恢复。

经非手术治疗无效者，可考虑手术治疗。

但是，当老年人发生肩部无力及隐约不适时，即使无明显外伤或只有轻伤，也要警惕肱二头肌长头腱断裂，不要误诊为长头腱腱鞘炎或一般扭伤。

◎预防非特异性肋软骨炎的良策

非特异性肋软骨炎，是肋软骨的非特异性、非化脓性炎症，为肋软骨与胸骨交界处不明原因发生的非化脓性肋软骨炎性病变，表现为局限性疼痛伴肿胀，为自限性。多发于 25 ~ 35 岁的成年人，女性居多。老年人亦有发病。

其病因尚不明确，可能的病因有：

（1）病毒感染：许多病例报道，患者患病前有病毒性上呼吸道感染病史。

（2）胸肋关节韧带慢性劳损。

（3）免疫或内分泌异常引起肋软骨营养障碍。

（4）其他原因：可能与结核病、全身营养不良、急性细菌性上呼吸道感染、类风湿关节炎、胸肋关节半脱位，以及胸部撞击伤、剧烈咳嗽等损伤有关。

预防方法有：

（1）由于本病的发生，可能与上呼吸道感染有关。因此，首先要避免上感。经常开窗通气，使室内空气新鲜。少去公共场所，多参加体育活动，增强自身抵抗力，必要时注射流感疫苗。

（2）注意日常保暖，防止受寒，身体出汗时不宜立即脱衣，以免着凉。衣着宜松软、干燥。避免潮湿，注意劳逸结合，切勿过于劳累。

（3）劳作时，提高防护意识，搬运重物时姿势要正确，不要用力过猛，提防胸肋软骨、韧带的损伤。

（4）多吃蔬菜、水果，多食有增强免疫作用的食物，如牛奶、鸡蛋、鱼类等，忌食辣椒等辛辣刺激的食物及含大量动物脂肪的食品，戒烟，不喝烈性酒。

非特异性肋软骨炎的治疗，一般只做对症处理，如服用镇痛药、热敷、理疗或局部封闭。全身或局部应用肾上腺皮质激素也有助于减轻症状。急性期可服用红霉素、吗啉胍。也可选用激素，如泼尼松或地塞米松。疼痛剧烈者，可用利多卡因5mL加曲安奈德于痛点直接注射。

长期药物治疗而疼痛未能缓解，影响患者情绪和工作者，或不能排除局部恶性肿瘤者，可考虑施行肋软骨切除术。

◎ 疼痛发生在臀部深处的梨状肌综合征

梨状肌综合征是一种常见病，发生在臀部深处的疼痛，首先要考虑它。梨状肌位于臀部深处，起自髂骨前面，经坐骨大孔向外，止于股骨大转子内上方，髋关节的外旋、外展后伸主要靠它。多数梨状肌综合征的发生，与扛抬重物、"扭""闪"外伤史、受凉有关。受伤后，患侧臀部，尤其是梨状肌部位压痛明显，甚至可伴有肌肉萎缩，局部可触及条索状硬块；若压

运动损伤与慢性炎症

迫坐骨神经，可致大腿后侧疼痛，甚至整个下肢疼痛、行走困难或跛行。

梨状肌综合征的常用检查方法是梨状肌紧张试验，即患者仰卧于床，伸直患肢，做内收、内旋动作时，坐骨神经出现放射性疼痛；若迅速将患肢外展外旋后疼痛缓解，即为梨状肌紧张试验阳性。

梨状肌综合征，急性期疼痛严重者应严格卧床休息，最好将患肢保持在外展外旋位置，避免关节做旋转动作，尽量使梨状肌保持在松弛状态。疼痛缓解后，加强关节活动和腰部锻炼，避免肌肉萎缩。在医师指导下口服消炎镇痛药，疼痛剧烈时，有助于缓解疼痛，局部封闭亦是一种较好的治疗方法。

梨状肌综合征的预防措施：首先，避免久坐，以及挖土、铲雪或网球发球等强力扭转躯干等动作，因为这些动作，容易造成梨状肌拉伤；其二，裤子后袋不要装手机、钱包等物品，会压迫梨状肌，影响血液供应；其三，尽量避免下蹲时突然站立，或髋关节突然剧烈外旋等过度牵拉梨状肌的动作。上述动作均易诱发梨状肌综合征。

◎过分髋外展易致臀中肌挫伤

大家对臀中肌比较陌生，其实在屁股上进行肌内注射的时候，就是把药物注射在臀中肌上。顾名思义，臀中肌位于臀部，在臀大肌和臀小肌之间，臀中肌的起点在髂嵴外侧，止点在股骨大粗隆，是行使髋关节外展功能的主要肌肉，同时参与髋关节的外旋和后伸，行走时单足着地，臀中肌的作用至关重要。

平时过度地行走、弯腰、下蹲等动作，尤其是髋关节的外展动作，易引起臀中肌挫伤。臀中肌在牵拉和刺激下出现充血、水肿、渗出，若病情进一步发展，可致臀中肌粘连、挛缩、疤痕生长，刺激周围的血管、神经，出现腰臀部酸痛和不适，在深夜、早晨、刚活动时疼痛明显，劳累后、寒湿天气时加重，严重者疼痛范围可扩大至大腿外侧。本病起病缓慢，部分患者早期可没有明显症状，因为臀大肌和阔筋膜张肌代偿了臀中肌挫伤引起的部分功能障碍。

本病的诊断要点是压痛点或激痛点限于臀中肌内，没有神经根放射痛，直腿抬高试验局限于臀部痛，不会放射到小腿。本病应与腰椎间盘突出症、臀上皮神经卡压综合征、梨状肌综合征区别。腰椎间盘突出症除了腰骶部疼痛外，多伴有下肢的放射痛。梨状肌综合征的压痛点较低，梨状肌牵拉试验阳性。由于臀上皮神经的末梢，多从臀中肌表面的臀筋膜穿出至皮下脂肪中，所以有时两者难以区分，经常是两种疾病同时发生，但臀上皮神经卡压后的疼痛比较表浅。

本病属肌筋膜病的一种，中医药疗法有优势，对于病程短、病情轻者，推拿疗法一直是首选，配合中药熏洗效果更显著。对于病程长、病情重者，可选用针灸和局部封闭疗法，局部封闭可选用利多卡因联合曲安奈德针，一般1周1次，连用3周，封闭针效果不显，再行小针刀治疗。小针刀的优势是：直接对局部粘连及硬结进行松解。但也有施小针刀术后局部出血、血肿机化的情况，有发生再次粘连、导致复发的风险。

运动损伤与慢性炎症

对于臀中肌挫伤的患者，应注意休息，适当减少活动，最禁忌的动作是反复强力外展髋关节。

◎ 少见的尾椎滑囊炎

滑囊是一种结缔组织的扁形囊状结构，内层为滑膜，可以分泌滑液，外层为致密的纤维结缔组织，分布在关节附近的骨性突起与肌肉、肌腱、皮肤之间，在摩擦力较大的两个界面之间，多有滑囊存在。滑囊有减少组织摩擦、利于滑动的作用。

滑囊炎多由慢性劳损引起，在老年性退变、局部骨性结构骨质增生的基础上，滑囊受到长期、反复、持续地压迫或摩擦，滑囊内部出现炎性渗出、囊壁增厚，导致滑囊部位的疼痛不适。常见的滑囊炎有髌前滑囊炎、股骨大结节滑囊炎、坐骨结节滑囊炎、尺骨鹰嘴滑囊炎、肩峰下滑囊炎等，中老年人多见。

尾椎滑囊炎比较少见，少数由外伤引起，绝大多数是慢性劳损、腰骶部肌肉不协调运动等，引起滑囊炎症、渗出、水肿，刺激周围末梢神经，产生疼痛不适的症状。部分患者在尾骨附近出现一个疼痛包块，呈圆形或椭圆形，表浅者可摸到清楚的边缘，并有波动感，慢性期时对肿物进行穿刺可抽出清亮滑液，急性期则为血性黏液。如果病变部位出现红肿热痛，则要考虑滑囊炎合并感染。

尾椎滑囊炎需要和尾椎骨折、骶管囊肿相鉴别。尾椎骨折多有外伤史，局部存在明显的疼痛和活动受限，经过 X 线检查可明确骨折情况。骶管囊肿属于硬脊膜囊肿，起源于脊髓被膜，多数为先天性，MRI 检查是诊断椎管内脊膜囊肿最可靠的方法。骶管囊肿大多没有临床症状，对无症状者一般不需要处理，定期观察即可。

尾椎滑囊炎的治疗，分保守治疗和手术治疗两种。保守治疗可先穿刺抽出囊内液体，再注入激素，必要时加压包扎，同时可以口服消炎镇痛药。对于治疗无效、反复发作者，需手术切除滑囊。若继发感染者，则先切开引流，待炎症得到控制后，再考虑手术切除。

尾椎滑囊炎的预防措施主要有：平时最重要的是尽量避免或减少尾椎处的压力。在坐椅上，放置一个类似救生圈的减压坐垫，分散尾椎骨及臀部的压力。注意不可久坐，要定期站立以缓解滑囊的压力。局部热敷或物理治疗，以改善局部血液循环。

◎伤筋不伤骨的腰背肌肉筋膜炎

当下从事重体力劳动的人少了，但腰部的使用并未减少，有时需长期弯腰致腰部肌肉劳损；坐办公室或开车，腰部长时间保持在同一个姿势，致腰背肌紧张、僵硬；还有一部分因为寒冷、潮湿等气候因素，这些都可以导致腰背部肌肉筋膜发生病变，出现腰背肌肉筋膜炎。

腰背肌肉筋膜炎是临床常见病，其发病机理是慢性劳损使腰背部肌肉及筋膜处于高张力状态，继而出现微小的撕裂损伤、纤维组织改变；寒冷、潮湿使腰背肌肉血管收缩、缺血，局部水肿渗液，导致腰背肌肉及筋膜纤维组织炎，纤维组织的炎性改变，刺激局部的微血管和神经，从而产生疼痛症状。

　　腰背肌肉筋膜炎的疼痛有自身的特点，主要在两侧腰肌及髂嵴上方，早晨和傍晚时疼痛加重，白天缓解，过度劳累或天气变化可以诱发。该病容易与腰椎间盘突出症、腰椎管狭窄、腰椎压缩性骨折等疾病混淆，MRI 检查可以明确鉴别。腰背肌肉筋膜炎：MRI 可见腰背部皮下条片状的液体渗出信号，边界清楚；腰椎间盘突出症：MRI 可见突出的椎间盘及节段；腰椎管狭窄，MRI 可见局部腰椎椎管变窄，局部重要组织受压情况；腰椎压缩性骨折：MRI 可见被压缩节段椎体的形态改变及出血信号。

　　腰背肌肉筋膜炎，一般通过保守治疗就可以取得满意疗效，发作时可以口服消炎镇痛药缓解症状；镇痛药不能奏效时，可以进行封闭治疗或小针刀，小针刀对有末梢神经卡压症状或明显肌肉结节的患者尤为合适。消除病因是治疗的根本。急性期时应注意休息，尽可能减少运动；慢性期时可加强腰背肌的功能锻炼，此外，患处的保暖、局部物理治疗、推拿、针灸、传统膏药外贴，皆可以起到疏通经络、活血止痛的作用。

　　生活中应以保护预防为先，平时不要长时间处于同一种姿势，如果是工作需要，应当每隔一段时间换一种姿势。办公室伏案工作者可常起身伸展腰背。驾车时间长者，要定时休息，扭腰舒背，缓解疲劳，减少复发。

◎影像学检查难以发现的腰椎小关节紊乱

老李在家坐着玩电脑好几个小时，感到腰部有点酸后伸腰，没想到转腰太急，突然出现不能忍受的剧烈腰痛，而且腰也直不起来，不敢动弹，别人碰一碰也不行，家人以为是急性腰肌扭伤，连忙送到医院。医生检查后告诉老李，他的病其实是腰椎小关节紊乱，也叫腰椎关节滑膜嵌，但 X 线、CT、MRI 检查，都没有阳性征象。

腰椎小关节也叫腰椎后关节，由上位椎骨的下关节突，与下位椎骨的上关节突构成，有一个小关节腔，周围有关节囊包绕，内层为滑膜，能分泌滑液，以利于关节运动。腰椎关节突的关节面排列，为半额状位及半矢状位，其横切面近似弧形，对伸屈、侧屈及旋转均较灵活。因为腰骶部活动范围较大，所以腰骶后小关节亦较松弛。当腰部突然闪扭、弯腰前屈和旋转时，小关节间隙张开，关节内负压增大，滑膜即可进入关节间隙中。如果伸屈时，关节滑膜被夹于关节间隙，就会造成小关节的滑膜嵌顿或小关节半脱位。滑膜可因关节的挤压而造成严重的损伤。滑膜和关节囊有丰富的感觉和运动神经纤维，因而损伤时会引起剧烈的疼痛和反射性肌痉挛，如不及时解脱嵌顿，会引起慢性严重腰痛和关节炎。

本病需要与急性腰扭伤和腰肌劳损相鉴别。腰肌劳损为慢性起病，没有急性外伤史。急性腰扭伤患者有搬抬重物史，体检时可见患者腰部僵硬或骶棘肌痉挛，在损伤部位可找到明显压痛点。

手法治疗是本病的有效疗法。若诊断明确，施行手法后即可得到立竿见影的疗效。具体手法形式多样，但都以解除嵌顿和绞锁为目的。运用手法整复，当视具体病情灵活应用，避免反复、多次整复，对于一些年龄较大或骨质疏松的患者，整复时不可用蛮力以避免骨折，在复位成功时通常可以听到"咔哒"声，但不可将"咔哒"声响的出现，作为唯一的复位成功的标准，其临床评价标准要根据症状缓解与否来做判断。

手法治疗后，配合药物治疗很重要。口服中药或膏药外贴，以活血化瘀止痛，可以缩短疗程。平时要保持良好的生活习惯，防止腰腿受凉及过度劳累。站姿或坐姿要正确，要保持"站如松，坐如钟"，做到腰部平直。同一姿势不应保持太久，要适当进行原地活动或腰背部活动，以解除腰背肌肉的疲劳。提重物时不要弯腰，应该先蹲下拿到重物，然后慢慢起身，尽量做到不弯腰。平时应加强腰背肌锻炼，增强腰椎的支撑力。

◎ 不能忽视的骶髂关节挫伤

由于骶髂关节的位置邻近腰部和髋关节，经常会被漏诊和误诊，故加强对骶髂关节挫伤的认识很有必要。

骶髂关节在解剖学上属于骨盆中的微动滑膜关节，由骶骨和髂骨组成，骶骨呈楔形插入两侧髂骨的耳状面，形成互相咬合的齿轮样结构，保证了骶髂关节面的紧密接触，关节周围有韧带和肌肉包裹，增加了关节的稳定性。由于关节面不平整，有凹陷和隆起互相咬合，一旦外力超过其承受范围，易引起骶髂关节的挫伤，甚至脱位。骶髂关节负责脊柱和下肢的力学传导，经常会受到损伤。旋转、扭挫、牵拉等外力，会导致骶髂关节的微小移动。不能自行复位，且引起疼痛和功能障碍者，有时也被称为骶髂关节错缝、骶髂关节半脱位等。

本病多见于女性，症状上以腰骶部疼痛为主，尤其是走路、转身时疼痛加重，侧卧时患侧在上则舒服，在下加重，体格检查时骶髂关节"4"字试验阳性。部分骶髂关节疾患会侵犯骶神经，常被误诊为腰部疾患，如腰椎间盘突出、骨质增生、腰肌劳损，甚至会被误认为是股骨头坏死。其实，骶髂关节疾患与腰部疾患不难区别，最重要的一点，就是腰部疾患侵犯的坐骨神经常放射至小腿，而骶髂关节疾患很少出现下肢的症状，除非个别患者伤及骶丛神经，否则不会产生远达膝下的放射痛。除了体格检查外，影像学资料也会对诊断提供帮助。

骶髂关节挫伤一般仅需要保守治疗，最常见的方法有推拿和局部封闭。按摩手法多种多样，通常患者在全身放松后，要固定骨盆，医生先对骶髂关节局部及周边肌肉、韧带进行放松，再进行手法复位。在操作过程中，很多患者会有骶髂关节复位感，当然，这种复位应去正规医院，找经验丰富的推拿科或骨科医生来操作。局部封闭注射必须在压痛点最明显处，注射针头要深达骨膜，但封闭针不可多打，打针后要注意休息。

骶髂关节挫伤容易复发，初次治疗成功后也不是就高枕无忧了，后期的调护至关重要，平时需多卧床休息，等症状明显减轻后再下床活动。同时，还要避免弯腰劳作，做好避寒保暖。有条件的话，可在专业康复师的指导下，进行腰骶部肌肉的功能锻炼，恢复骶髂关节的稳定性，防止复发。

◎ 需 MRI 确诊的骶尾骨挫伤

几乎所有人都有跌倒后一屁股坐到地上的经历，臀部先着地，骶骨背侧或尾骨斜行触地，或是骶尾部被撞等，都容易造成骶尾部软组织挫伤，或骶尾骨挫伤，严重时还可导致骶尾骨骨折或脱位。

受伤后，患者立即感到骶骨尾部疼痛，坐凳时疼痛更甚，触摸时也会有明显压痛，挤压尾骨尖时疼痛加剧。一般通过骶尾椎 X 线片检查可判断出骨折或脱位的具体部位和严重程度。若仅有软组织挫伤，则症状较轻，恢复较快。骶尾骨挫伤的严重程度在软组织挫伤和骨折之间。骨挫伤其实上属于隐匿性骨折，主要为病变区出血、水肿和微小骨小梁断裂，X 线和 CT 检查很难显示骨挫伤的情况，MRI 是检测骨挫伤最敏感的影像方法，可以显示早期和轻微的骨髓水肿，对骨挫伤的确诊有非常大的帮助。临床对怀疑有骨挫伤及关节其他软组织损伤者，均应行 MRI 检查，避免误诊及漏诊。

骶骨上下连接腰椎和尾骨，与髂骨构成骶髂关节，是骨盆的重要结构。尾骨为脊柱的最终点，是人体内一个退化的骨骼，没有什么重要的功能。骶尾部由于神经分布丰富，若治疗不当容易残留骶尾骨顽固性疼痛。

骶尾骨挫伤不需要手术，其治疗主要包括以下几个方面：以休息为主，避免剧烈运动；坐卧时保持骶尾部的悬空，避免患处的压迫，进行加强臀部肌肉功能的活动，防止发生慢性尾骨疼痛；可选择舒筋活血、消肿止痛的中药，急性期症状明显者加服消炎镇痛药，对后期残留尾骨痛者，可用封闭针注射于压痛明显处。受伤早期，切忌对受伤区进行按摩治疗，因局部按摩，可强化脊髓对疼痛产生的记忆，导致疼痛不易消失。

◎ 没有放射痛的臀上皮神经炎

臀上皮神经是由腰 1、2、3 脊神经后支的外侧支所发出、分布于臀上外侧至股骨大转子区皮肤的感觉神经，它们穿过肌层与腰背筋膜后，又跨过髂骨嵴到达臀上部。大部分臀上皮神经炎患者，有受风寒史、劳损史或扭伤史。当出现腰骶突然扭伤，或剧烈撞击，以及外界风寒侵入腰臀部等情况时，髂嵴下的一段臀上皮神经受到损伤，引起附近的肌肉、筋膜等结构水肿、充血或局部无菌性炎症，引起粘连、挛缩，周围的营养血管因受到压迫致供血不足，或者神经直接受到压迫而出现疼痛。

臀上皮神经炎临床常见。大多数患者腰臀部的一侧，剧烈活动或过度劳累之后，出现严重疼痛，病久者疼痛之处可以触到条索状或结节状物，按压该处则患者臀部会有明显的酸痛或刺痛感，并且大腿后部会出现牵拉样痛。若患者出现上述症状，基本可以诊断为臀上皮神经炎。臀上皮神经炎与腰椎间盘突出症状相似，其区别在于臀上皮神经炎虽然直腿抬高试验阳性，但是不会出现神经根性症状，无放射痛。

该病损伤早期，病理变化具有可逆性，宜保守治疗，如采用针灸、推拿、封闭、热敷等治疗方法，这些方法痛苦小、风险小、疗效确切，患者乐于接受。对于病情严重的患者，如已经形成粘连，并有明显的条索状或结节状物，宜配合小针刀松解被压迫的小血管和神经末梢。小针刀操作医生应熟悉局部解剖结构，切割或挑剥时，务必顺神经走行方向，切忌横切。

　　早发现、早治疗、避免误诊，是提高臀上皮神经炎疗效、防止病情加重的前提。治疗期间，要减少扭闪、下蹲、跨越动作，尤其是过度弯腰等动作，以避免损伤。同时，要积极治疗骶髂关节炎、髋关节炎等臀部炎症，以避免炎症感染。病情缓解后，宜进行游泳等活动，锻炼腰背肌功能，增强体质，防止复发。

◎痛在棘突的腰椎棘上韧带炎

　　脊柱各棘突之间，由棘上韧带和棘间韧带相联结，棘上韧带架在各棘突尖上，位于浅层，在颈、胸、腰均有分布。其中，腰椎棘上韧带宽而肥厚，由腰背筋膜、背阔肌、多裂肌的延伸（腱膜）部分组成，棘上韧带是连接各椎骨、维持脊柱整体性的重要组织。弯腰时，腰椎棘上韧带被牵拉变紧张，会限制脊柱的进一步弯曲。

　　颈、胸、腰椎棘上韧带的止点，大多在第 3、4 腰椎，所以腰椎棘上韧带损伤几率较大。人在弯腰超过 90°搬重物时，骶棘肌处于松弛状态，棘上韧带在没有骶棘肌保护的情况下，还要承担身体和重物的负荷，此时极易受伤。急性损伤治疗不当，易演变成慢性损伤。病变棘突处可有压痛点，多节段病变者呈广泛性棘突压痛。办公室一族，由于长时间埋头弯腰工作，不注意定时改变腰部姿势，或长期反复多次的弯腰动作，都可以引起棘上韧带的部分纤维撕裂，出现少量出血、渗液，形成腰椎棘上韧带炎。弯腰过久或体力劳动过重时，即会感腰部酸痛，甚至无法胜任重体力劳动。

腰椎棘上韧带炎是引起长期慢性腰痛的常见原因，受凉、劳累或者弯腰都会加重腰痛，休息后疼痛缓解。腰椎棘上韧带炎无需手术治疗，早期可口服消炎镇痛药，并卧床休息；慢性期可采用针灸、按摩、理疗等疗法。另外，由于棘上韧带炎的病变部位有局部压痛点，局部封闭治疗亦可收到较好疗效。棘上韧带炎的辅助治疗：可局部外用消炎止痛膏药或擦剂。患者平时应尽量避免过度弯腰，注意劳逸结合，腰背肌功能锻炼对棘上韧带炎的预防和康复大有好处。

◎ 预防鹅足综合征的小窍门

膝痛不但是老年人的常见疾患，中青年人也时常发生，疼痛的部位常发生在膝下内侧、形似鹅足处。

鹅足综合征，又称鹅足滑囊炎。鹅足滑囊位于缝匠肌、股薄肌及半腱肌的联合肌止点与胫骨内侧副韧带之间，由于三个肌腱有致密的纤维膜相连，形同鹅足而得名。

其发病是由于长期挤压、摩擦或损伤，滑囊壁发生充血、水肿、渗出、肥厚、粘连等无菌性炎症。滑囊液分泌增多，滑囊膨大，慢性期囊壁水肿、肥厚或纤维化，滑膜增生成绒状，滑囊底或肌腱内有钙质沉着，影响关节功能。

其主要症状是：胫骨髁内侧疼痛、跛行，轻者行走及上下楼时疼痛，重者静息时也疼痛。疼痛部位位于胫骨髁内下鹅足部，疼痛呈刺痛、酸痛，运动后加重，休息时减轻。体征有：压痛明显部位均固定于鹅足，呈针刺样痛，无放散。全部病例无一例外均出现此体征，有时还伴胫骨内髁压痛。局部可扪及包块，但无红肿及皮温升高改变。

本病的诊断：多有膝关节外伤和劳损史，鹅足部位特征性的疼痛、明确的压痛，是诊断本病的主要依据；同时结合临床症状、体征、X 线片、超声，分析是否存在下列引发膝部疼痛的疾病：如膝关节内侧副韧带损伤、胫骨结节骨软骨炎、半月板损伤、骨性关节炎、骨破坏等；如疼痛与以上原因无关，可基本诊断为本病。影像学检查必不可少，X 线片的重要意义在于鉴别诊断，排除其他引发鹅足部位疼痛的原因，而不是直接诊断本病。

预防本病的小窍门：一是加强劳动保护，养成劳作后用温水洗脚的习惯；二是活动时带护膝，减少膝关节受力；三是减少爬山、长跑等剧烈运动，休息时减少盘腿等动作。

一般采用制动和休息后，局部疼痛均可得到缓解；若关节活动明显受限者，予局部封闭治疗，可局部注射醋酸泼尼松、2% 利多卡因、维生素 B_{12}。如需重复注射，则间隔 1 周时间。

对合并鹅足滑膜囊肿者，可行鹅足滑膜囊肿切除术。术后 1 个月，鹅足部位可再给予局部封闭治疗。

◎投篮、跑步蹬足最易致跟腱挫伤

一些喜欢运动的朋友可能有这样的经历，在跑步或跳高投篮时，突然感觉跟腱部被人打了一下，随后就出现剧烈疼痛，不能行走。其实这就是跟腱挫伤的表现，严重者可致跟腱断裂。

跟腱挫伤一般多发生在单侧肢体。可以在跟腱－跟骨连接部，也可以在跟腱－肌腹连接处或是跟腱组织本身。患者多在进行羽毛球、篮球、足球、网球等球类运动或跑步等田径运动时发生。患者自己会觉得跟部被人打了一棍或踢了一脚，这其实是跟腱挫伤时的自身感觉，并非真正有这样的外伤。患者有时不会有明显的疼痛，但立即出现跛行和不能单足提踵，以后逐渐出现足跟上方的肿胀淤血。有一部分人即使轻微运动，也可导致跟腱挫伤，称为自发性跟腱挫伤，多见于先天性胶原异常、感染性疾病、免疫性疾病、激素水平异常、年龄增大后跟腱血供减少、运动过度导致的跟腱退变、使用类固醇激素或诺氟沙星等氟喹诺酮类药物、肌腱钙化等人群。

MRI 和超声检查是目前诊断跟腱损伤最精确的诊断方法，通过观察跟腱纤维的连续性，不仅能判断跟腱是否断裂，还可以判断跟腱断裂的位置，有助于确定治疗方案。

跟腱挫伤的预防：首先是在运动前做好充分的准备活动，将身体的兴奋点，调节到最适宜的状态，使机体各部分的功能活动加强。其次，运动中要加强自我保护，踝关节使用护套；

循序渐进地增加运动量，如果运动中出现疲劳或疼痛，则需要休息几天，激烈运动后的第二天也应休息，以求适度舒缓。第三，掌握技术动作的要领十分重要，要在完全掌握技术动作要领后，再开始练习，不要匆忙上场。

跟腱挫伤后应遵循"RICE"原则，即休息、冰敷、加压、制动、停止踝关节活动，以免加重损伤。损伤严重者需将踝关节处于跖屈位石膏固定4周，使跟腱处于放松状态，有利愈合。在此期间，需要严格扶拐行走，患肢不能负重，也不能有小腿肌肉收缩的动作，以确保充分愈合。跟腱挫伤一般通过保守治疗，均可获得较好疗效，挫伤严重者可考虑手术治疗。

◎疏忽带来的麻烦——慢性踝关节韧带损伤的后果

很多人都有踝关节扭伤的经历。有些人在初次扭伤后，只有局部肿痛的症状，就认为这是小事，不休息、也不去医院诊治，却不知这种疏忽可能给今后的生活埋下隐患。

王大妈去年不小心扭伤左脚，当时感觉疼痛，并有肿胀，活动受限，在医院拍片显示没有明显的骨折现象，故没有在意医生"1周后复诊"的叮嘱，只是用"狗皮膏药"贴了贴。可是，从去年扭伤至今，王大妈的踝部一直隐隐作痛，走路多时肿胀更明显。近日，王大妈实在受不了了，不得不上医院检查。在医生的建议下做了MRI，诊为"踝关节韧带陈旧性损伤"，医生经过详细检查，为她做了"左踝下胫腓前韧带修复术"。手术很成功，王大妈康复出院后，踝关节的疼痛、肿胀也消失了。

踝关节作为最重要的负重关节之一，在人体活动中起着十分重要的作用，踝关节的损伤会严重影响生活质量。踝关节韧带损伤后，患者多在急性期不做任何处理，久而久之演变成了慢性病症，就如上面所说的王大妈。踝关节韧带陈旧性损伤常引起慢性踝关节不稳，影响生活质量，给年轻人带来的麻烦更大。当发生踝关节扭伤考虑韧带损伤时，必须及时去医院诊治，并严格按医生的嘱咐规范治疗，急性期不好好治疗，会带来严重后果，得不偿失。

◎ 不是人人都有的足副舟骨损伤

足部副舟骨系先天畸形，即在正常足副舟骨结节附近，又长出一块小骨，10% ~ 14% 的人有足副舟骨，平时可见足内侧隆起，久站或行走较长时，感觉足底内侧疼痛。在军人、运动员中较为常见。患者在军事训练、施工或体育活动中，将踝关节扭伤后，易被误诊为关节扭伤、劳损、骨关节炎等，因而延误治疗，转为慢性。

足副舟骨的存在是发生本病的内在因素，扭伤、劳损则是本病发生的直接原因。当足受到内踝应力时，副舟骨与内踝之间发生挤压、撞击，引起副舟骨移位，或嵌入其间，给足的翻转活动造成困难而出现症状。在受到外翻应力时，由于胫后肌处于紧张状态，牵扯副舟骨的附着部，经常反复的损伤，造成纤维撕裂、出血、水肿、粘连，使该肌肉呈现非特异性腱鞘炎，也会出现以上症状。肥大隆起的舟骨结节与鞋的边缘摩擦，局部发生滑囊炎，产生肿胀、疼痛。在足的内外翻转应力作用影响下，足的胫后肌与腓骨长肌的支撑功能平衡失调，维持纵弓的力量削弱，导致足弓下陷，继发平底足或外翻平底足，更加重了副舟骨损伤。

本病的诊断并不困难，但容易被踝关节扭伤蒙骗。只要全面询问病史，仔细检查，可发现足内踝下方舟骨结节明显突出，有压痛，内翻受限，或内翻时疼痛加剧。少数患者伴有平底足，或外翻平底足畸形，再借助 X 线片，可见足舟骨结节部有副舟骨，就可诊断为本病了。

足副舟骨多为双侧，可分为三种类型：

1 型：为小的骨块，边缘整齐，呈圆形和椭圆形，和舟骨结节相连，此型在临床上常无症状。

2 型：足副舟骨和舟骨结节间以纤维软骨相连。此型易在外伤后出现症状。

3 型：足副舟骨和舟骨结节间有部分骨相连。

对于足副舟骨损伤的治疗，常用中药膏药外敷、穴位按摩、"8" 字绷带制动、踝关节弹性支持带，与黏膏在内翻位固定法等；若伴有滑囊炎、肌腱炎和腱鞘炎时，用局部封闭等疗法，配合适当休息即可减轻或消除症状。由于绝大部分患者来院治疗较晚，已转为慢性，且症状明显，医生会根据以下三点考虑手术治疗：

（1）疼痛明显，经保守治疗无明显好转，影响工作。

（2）足副舟骨外观明显隆起畸形，对日常生活穿鞋袜有影响。

（3）继发平底足或外翻平底足。

手术时将足副舟骨切除，并将胫后肌止点移至舟骨。单纯的足副舟骨切除效果好，术后 3～6 个月即可参加体育锻炼。

本病的预防：我们平时应该注意预防足副舟骨的损伤，运动前做好准备工作，使踝部韧带充分松解，同时，一旦扭伤尽早就医。

◎亦中亦西的中药离子导入疗法

中药离子导入治疗，是用仪器将中频药物导入和中频按摩融为一体，调制中频电流，促进皮肤电阻下降，扩张小动脉和毛细血管，改善局部血液循环，具有活血镇痛、疏通经络、松解粘连、调节和改善局部血液循环的作用。

其特点是用高科技汇集多功能，仿制推、拿、按、敲、捏、揉、捶、针灸等十几种治疗模式，同时可任意选择单一模式治疗；靶向给药，自动选穴，精准定时；综合针灸推拿、远红外线热疗、药物离子导入等功能。适用于风湿、关节炎、肩周炎、颈椎病、滑囊炎、膝关节痛、跌打扭伤、腰腿疼、背痛、腰肌劳损、腰椎间盘突出等骨关节病痛。

其机理是通过热疗和促进剂（水化剂、角质层剥离剂）的应用对皮肤进行预处理，增加皮肤的通透性；通过脉冲电流使 α-螺旋结构的多肽发生翻转形成平行排列，由无序性变为有序性，产生允许生物大分子药物通过的生物通道，造成药物通过的直接通道，使药物顺利通过；通过离子导入的电泳作用和电趋向性，使药物粒子充分水活化，以利于粒子的透皮转运。通过以上方法的协同作用，促进药物向体内的有效转运，并结合中医经络理论，通过对相应穴位的刺激，达到疏通经络、行气活血、扶正祛邪的作用，从而祛除病痛。

◎药砂相辅相成的砍离砂

坎离砂是传统中医的治疗方法，它由中药及特制的铁砂组成，目前常制成贴膏形式，具有祛风散寒、活血止痛的作用，适应证有类风湿关节炎、关节疼痛、肩周炎、腰肌劳损、颈椎病、腰椎间盘突出、扭伤疼痛、四肢麻木等。

坎离砂常选用具有活血止痛、祛风通络等功效的中药，如当归、川芎、防风、透骨草、威灵仙等。这些中药含挥发性成分，患者使用时，药贴自行发热，所含挥发性成分不断地从药贴中透出，在患处形成具有一定温湿度的"药雾"，在热力的作用下，直达患部，迅速渗入病灶深部组织，促进药物透皮吸收。

坎离砂遇空气自行发热，贴膏平均温度恒定在53℃，具有与人体辐射吸收相应波长的远红外辐射率，与人体接触后，辐射出远红外线作用于人体，产生共振吸收并穿透皮层组织，能改善人体微循环，激活人体细胞，改善蛋白质等生物大分子的活性，有助于生物酶的生长，可加强人体组织的再生功能，促进新陈代谢，增强免疫功能，调节自主神经紊乱；通过热疗改善微循环，促进血液循环，防止组织缺氧，缓解局部器官、组织的疼痛，同时使血管扩张、加快血流，改善人体血液循环，促进药物透皮吸收。

坎离砂采用热传导的给药方法，具有远红外理疗、热疗及药疗三重功效。自行发热，热到药到，立即渗透，快速止痛。虽然坎离砂很安全，但我们在使用时也要注意避免烫伤和皮肤过敏。

◎非针非刀的小针刀疗法

小针刀是由金属材料做成的，在形状上似针又似刀的一种针灸用具，是在古代九针的基础上，结合现代医学外科手术刀而发展形成的，是与软组织松解手术有机结合的产物，近几年有进一步发展的趋势，为世人所重视。

小针刀疗法是一种介于手术疗法和非手术疗法之间的微创手术，是在切开性手术疗法的基础上，结合针刺疗法形成的。小针刀疗法操作的特点是：在治疗部位，刺入深部到病变处进行轻柔地切割、剥离等不同刺激，以达到止痛祛病的目的。其适应证主要是慢性软组织损伤性病变和骨关节病变。

小针刀疗法的优点是：治疗过程操作简单，条件限制少，治疗时切口小，不用缝合，对人体组织的损伤也小，且不易引起感染，无不良反应，患者也无明显痛苦和恐惧感，术后无需休息，治疗时间短，疗程短，患者易于接受。但在操作中也应注意避免损伤重要血管、神经，以免引起感染。

小针刀的形状和长短略有不同，一般为 10～15cm，直径为 0.4～1.2mm 不等。分手持柄、针身、针刀三部分。针刀宽度一般与针体直径相等，刃口锋利。也有的是用外科小号刀片改制，有的是用牙科探针改制而成。小针刀在应用前必须高压灭菌，或经酒精浸泡消毒。

操作方法为：体位的选择以方便医生操作、患者被治疗时感觉体位舒适为原则。如颈部治疗，多采用坐位；头部治疗，可根据病位选择仰头位或低头位。在选好体位及选好治疗点后，做局部无菌消毒，即先用酒精消毒，再用碘酒消毒，酒精脱碘。医生戴无菌手套，最后确认进针部位，并做标记。对于身体大关节部位或操作较复杂的部位可铺无菌洞巾，以防止操作过程中被污染。为减轻局部操作时引起的疼痛，可做局部麻醉，阻断神经痛觉传导。

常用的剥离方式有：顺肌纤维，或肌腱分布方向做铲剥，即针刀尖端紧贴着欲剥的组织做进退推进动作（不是上下提插），使横向粘连的组织纤维断离、松解。做横向或扇形的针刀尖端的摆动动作，使纵向粘连的组织纤维断离、松解。做斜向或不定向的针刀尖端划摆动作，使无一定规律的粘连组织纤维断离松解。

剥离动作视组织有无粘连而采纳，注意各种剥离动作，切不可幅度过大，以免划伤重要组织如血管、神经等。每次每穴切割剥离 2~5 次即可出针，一般治疗 1~5 次即可治愈，2 次的相隔时间可视情况 5~7 天不等。每位医生的手法会有不同。

小针刀的应用指征：患者自觉某处有疼痛症状；医生在病变部位可触到敏感性压痛；触诊可摸到皮下有条索状，或片状，或球状硬物、结节；用指弹拨病变处有响声。

常用于颈椎病、肱骨外上髁炎、屈指肌腱狭窄性腱鞘炎（弹响指）、足跟痛（足跟骨刺）、第 3 腰椎横突综合征、慢性腰肌劳损、腰椎间盘脱出症等疾病。